中医骨伤科学
PBL 教程指导

ZHONGYI GUSHANG KEXUE
PBL JIAOCHENG ZHIDAO

钟远鸣　曾　平　主编

广西科技技术出版社
·南宁·

图书在版编目（CIP）数据

中医骨伤科学 PBL 教程指导／钟远鸣，曾平主编
. —南宁：广西科学技术出版社，2021.3（2024.1 重印）
ISBN 978 –7 –5551 –1314 –0

Ⅰ.①中… Ⅱ.①钟…②曾… Ⅲ.①中医伤科学—
教材 Ⅳ.① R274

中国版本图书馆 CIP 数据核字（2021）第 051028 号

中医骨伤科学PBL教程指导

钟远鸣　曾　平　主编

责任编辑：李　媛　梁诗雨　　　　　装帧设计：刘　杰

责任校对：冯　靖　　　　　　　　　责任印制：韦文印

出　版　人：卢培钊

出版发行：广西科学技术出版社

社　　　址：广西南宁市东葛路66号　　　邮政编码：530023

网　　　址：http://www.gxkjs.com

印　　　刷：北京虎彩文化传播有限公司

开　　　本：889 mm × 1194mm　1/16

字　　　数：420千字　　　　　　　　印　　张：13.25

版　　　次：2021年3月第1版

印　　　次：2024年1月第2次印刷

书　　　号：ISBN 978-7-5551-1314-0

定　　　价：68.00元

《中医骨伤科学 PBL 教程指导》
编委会

序言

PBL（Problem-Based Learning）教学法是一套设计学习情境的教学方法。最早起源于20世纪50年代的医学教育，是基于现实世界的以学生为中心的教育方式。授之"鱼"不如授之以"渔"，PBL强调以学生的主动学习为主，突破传统教学中以教师讲授为主的教学模式。PBL教学是在教师的引导下，"以学生为中心，以问题为基础"，通过采用小组讨论的形式，让学生围绕问题独立收集资料、发现问题、解决问题，培养学生自主学习能力和创新能力的教学模式，特别适合在临床实习教学中使用。

我国目前传统教育观念根深蒂固，PBL作为一种高质量和高效率的新型教学模式，缺少切实可行的教学经验。许多医学院校的中医骨伤专业方向进行了以PBL为基础的教学改革，并取得了一定的成果，但尚无针对《中医骨伤科学》教材相辅相成的PBL教学参考书籍，《中医骨伤科学PBL教程指导》正是在这样的背景下应运而生。本书的编写是基于全国中医药行业高等教育"十三五"规划教材、全国高等中医药院校规划教材（第十版）《中医骨伤科学》的内容和人才培养目标，根据PBL教学思路的设计，针对中医骨伤科学常见病、多发病中典型病例的诊治问题进行编写；涵盖骨折、脱位、筋伤、骨病四大章节共25个疾病，每个疾病按照导言、指导课两大部分进行编写。导言包括概述、病例摘要、教学目标、教学内容、教学重点及难点、教学课时、教学建议等6个内容；指导课1重点围绕典型病历的病史、专科检查及疾病相关内容开展教学设计，需要学生提出初步诊断、分析可能的发病机制及需要完善的辅助检查；

指导课 2 重点围绕典型病历的辅助检查及初步诊疗方案开展教学设计，需要学生结合辅助检查明确诊断、鉴别诊断，了解中西医结合的治疗原则；指导课 3 重点围绕典型病历的具体治疗方案进行教学设计，让学生了解中西医结合的具体治疗方法及围手术期的相关知识。

本书内容新颖，中西医结合特色鲜明，临床病例具有代表性并提供高清的影像资料，问题编排循序渐进。书中将中医骨伤科学的基础与临床知识相结合，使中医骨伤科学与解剖学、影像学、病理学等相关学科知识相融汇，将理论和临床实践在"教"与"学"的过程中融为一体，并为一系列重要的学习目标提供新的教学参考。本书适用于中医骨伤科学临床开展 PBL 教学的教师，也同样适用于相关临床见习生、实习生及年轻医生学习。

本书的出版凝聚了广西中医药大学第一临床医学院骨伤教研室全体教师的心血，衷心希望它能够在众多教学参考书籍中脱颖而出，为我国高等医学教育贡献一分力量。同时也衷心感谢广西科学技术出版社在本书出版过程中给予的大力支持。尽管本书的编者都是多年工作在临床、教学一线的教师，但是由于水平所限，书中难免存在错漏之处，欢迎广大师生和读者批评指正。

绿城二三月，墙柳黄金枝。春读书，兴味长，磨其砚，笔花香。愿读者不负韶华，只争朝夕！

主编：钟远鸣　曾　平

2021 年 3 月于邕城

目　录

第一章　骨　折

第二章　脱　位

第三章　筋　伤

第四章　骨　病

第一章 骨 折

第一节 上肢骨折

锁骨骨折

导 言

【概述】

锁骨呈横"S"形桥架于胸骨柄与肩峰之间，内侧段前凸，外侧段后凸，是连接上肢与躯干之间的唯一骨性支架。锁骨位于皮下，表浅，受外力作用时容易发生骨折，多因间接暴力导致肩部外侧或手掌着地跌倒，外力经肩锁关节传至锁骨而发生，直接暴力临床较少见。锁骨骨折是较常见的骨折之一，多发生于儿童及青壮年。中 1/3 为内外两端移行处，直径最小，是锁骨的薄弱点，因此骨折多发生在中 1/3 处，幼儿锁骨骨折多为青枝骨折，骨折往往向上成角。

本案例从一个以外伤致右肩关节疼痛、活动受限为主诉的患者切入，通过模拟临床医生收治患者的全过程，引导学生学会询问病史，进行全面的体格检查和必要的辅助检查，并以此为基础指导学生联系解剖、病理、诊断、药理、中医骨伤科学等学科，从多个角度及层面对病情进行综合分析，最终帮助学生建立系统规范的临证诊治思路。

【病例摘要】

患者唐某，男，35 岁，快递员。平时上班骑电动自行车穿梭于大街小巷送快递，今日中午送快递途中不慎摔倒（就医前 1 小时），当即感觉受伤部位疼痛剧烈，遂自行予冰敷，休息后疼痛未见明显缓解，且右锁骨处肿胀明显，自觉症状越来越重，右肩关节活动明显受限，遂到骨科就诊。

体格检查：患者左手托扶右肘，右锁骨中段肿胀明显，局部无瘀血，无皮损，可触及骨擦音，右肩关节活动受限，右上肢远端血运、感觉、活动无异常。舌质紫暗，苔薄黄，脉弦涩。各项化验检查均未见异常。

辅助检查：右锁骨 X 线片检查结果提示右锁骨中段骨折。

治疗经过：医生予行右锁骨骨折切开复位内固定手术治疗，术后右肩关节疼痛症状消失，活动无受限，3 个月后症状完全消失，重返工作岗位。

【教学目标】

掌握：（1）锁骨骨折的四诊技能。（2）锁骨骨折的临床表现、诊断与鉴别诊断。（3）锁骨骨折的中西医治疗方法。

熟悉：（1）锁骨骨折的发病机制。（2）锁骨骨折的愈后与康复。

了解：以患者为中心的人文关怀。

【教学内容】

基础医学：（1）锁骨骨折的病因及发病机制。（2）锁骨骨折的局部解剖结构。

临床医学：（1）锁骨骨折的问诊技巧。（2）锁骨骨折合并性损伤（如胸膜及肺损伤、臂丛神经损伤、血管损伤等）。（3）X线、CT检查在锁骨骨折诊断中的作用。（4）锁骨骨折的定义、诱发因素、临床表现、诊断标准及鉴别诊断。（5）锁骨骨折不同治疗方案的适应证。（6）锁骨骨折保守治疗的方法。（7）锁骨骨折手术方式的选择。

医学人文：（1）锁骨骨折的流行病学。（2）锁骨骨折的预防及预后。

【教学重点及难点】

重点：锁骨骨折的临床诊断与治疗。

难点：锁骨骨折分型及各型的特点。

解决方法：通过PBL教学课程，引导学生围绕病例提出问题、建立假设、收集资料、论证和修正假设、归纳总结，提高学习能力，更好地理解、掌握学习内容。

【教学课时】

共9学时。

第一次指导课3学时，引出锁骨骨折病案，通过模拟临床问诊及模拟体格检查，提出诊断思路。

第二次指导课3学时，给出患者检查结果，明确诊断与治疗方法。

第三次指导课3学时，根据患者的临床表现，学习锁骨骨折的中医辨证及手术方案的选择。

以上各次指导课中学生自由讨论90 min，学生分析总结20 min，教师点评总结10 min。

【教学建议】

（1）人数：参加学生以6～8人为宜。

（2）担任角色：小组长与记录员相对固定。

（3）学习时间分配：重点内容讨论时间约占80%，其余内容讨论时间约占15%，教师总结与点评时间约占5%。

（4）学习方式：课前准备、沟通协调、查找资料、参与讨论、积极表达、组织材料、总结概括、提出解决困难的对策、自我评估、改进提高。

（5）Tutor：准备病例、引导学生、点评讨论、改进教案。

（6）学生学习小结与自我评估：讨论结束后一周内每人交一篇小组讨论记录和自我评估，由小组长收齐送交指导老师。主要内容包括：讨论内容概要，参加讨论的感想、贡献，自己在组织材料和讨论中的优缺点，参与讨论时遇到的困难（知识面、技术面、情绪面等），今后可能采取的对策；也可评价讨论小组的整体水平、其他队员的参与度，如参与讨论的积极性、聆听态度、沟通协调、课前准备、表达能力等，作为成绩的参考及将来改进教案的参考。

指导课1

【患者的就诊情况】

患者唐某，男，35 岁，快递员。自述 1 小时前骑电动自行车送快递途中不慎摔倒，右肩外侧着地，当即局部肿痛伴活动受限，无晕厥、抽搐、大汗淋漓等不适症状。遂自行予冰敷，休息后疼痛未见明显缓解，且右锁骨处肿胀明显，自觉症状越来越重，右肩关节活动明显受限，遂到医院骨科就诊。唐某既往体健，无肝炎、结核病等传染病史，无糖尿病、心脏病等病史，无输血史。未发现药物及食物过敏。

体格检查：患者左手托扶右肘时疼痛减轻，右锁骨中段肿胀明显，局部无瘀血，无皮损，可触及骨擦音，右肩关节活动受限，右上肢远端血运、感觉、活动无异常。舌质紫暗，苔薄黄，脉弦涩。

【问题与思考】

（1）锁骨骨折患者的问诊内容有哪些？
（2）锁骨骨折时是否合并有其他损伤（如胸膜及肺损伤、臂丛神经损伤、血管损伤等）？
（3）锁骨骨折的初步诊断应考虑什么？应与哪些疾病相鉴别？
（4）锁骨骨折需要做哪些辅助检查以明确诊断？
（5）X 线、CT 检查在锁骨骨折患者诊断中有何意义？

【学习目标】

（1）掌握锁骨骨折患者四诊资料的收集方法。
（2）掌握锁骨骨折相关的体格检查。
（3）掌握 X 线、CT 检查在锁骨骨折诊断及治疗中的作用。
（4）熟悉锁骨骨折有无合并内脏、血管、神经损伤的鉴别方法。

【Tutor 参考重点】

一、锁骨骨折患者的问诊内容

（1）起病有无外伤及诱因，受伤的体位，是直接暴力还是间接暴力。
（2）疼痛的部位及性质，白天或夜间痛甚，活动后加重或缓解，休息后是否减轻。
（3）检查受伤部位有无异常，即肢体有无出现变硬、皮下瘀血、皮肤张力增加，有无张力性水疱形成，有无骨擦音，有无肩关节功能活动障碍等。
（4）检查肢端血液循环有无障碍。
（5）检查神经功能有无损伤。
（6）有无其他关节肿痛、变形和功能障碍，有无胸痛、呼吸困难等。

二、锁骨骨折的检查

该患者考虑为锁骨骨折，辅助检查方法主要是影像学检查。锁骨骨折常发生在中段，多为横断或斜行骨折，内侧断端因受胸锁乳突肌的牵拉常向上后移位，外侧端受上肢的重力作用向内、下移位，形成凸面向上的成角、错位缩短畸形。

1. X 线检查

疑有锁骨骨折时需摄 X 线片确定诊断。一般锁骨中 1/3 骨折拍摄前后位及向头倾斜 45° 斜位片。拍摄范围应包括锁骨全长、肱骨上 1/3、肩胛带及上肺野，必要时需另拍摄胸片。前后位象可显示锁骨骨折的上下移位情况，45° 斜位片可观察骨折的前后移位。

婴幼儿的锁骨无移位骨折或青枝骨折，有时在原始 X 线片上难以明确诊断，可于伤后 5 ~ 10 天再复查拍片，常可呈现骨痂形成的影像。

锁骨外 1/3 骨折时，一般可由前后位及向头倾斜 40° 位 X 线片做出诊断。锁骨外端关节面骨折，常规 X 线片有时难以做出诊断，常需摄断层 X 线片或行 CT 检查。

锁骨内 1/3 前后位 X 线片与纵隔及椎体相重叠，不易显示出骨折。拍摄向头倾斜 40° ~ 45° X 线片，有助于发现骨折线。在检查时，不能满足于 X 线正位片未见骨折而诊断为软组织损伤，需仔细检查是否有锁骨内端或对局部骨折征象，以便给予正确的诊断。

2. CT 检查

CT 检查多用于复杂的锁骨骨折，如波及关节面及肩峰的骨折，尤其在关节面的骨折检查上优于 X 线检查。

三、锁骨骨折的诊断与鉴别诊断

根据患者外伤病史、症状、体征及影像学检查可做出明确诊断。本病需鉴别有无锁骨下血管、神经损伤，当损伤严重、骨折移位明显，尤其是粉碎性骨折患者，骨折碎片可压迫或刺伤锁骨下动脉、静脉或臂丛神经。故应同时仔细检查患肢远端血运、感觉、活动情况，以排除锁骨下血管、神经损伤，或可行计算机体层血管成像（CTA）或磁共振血管成像（MRA）、磁共振神经成像（MRN）等检查以明确诊断。

当锁骨外 1/3 骨折时，尤其是移位骨折，临床需与肩锁关节脱位鉴别。可拍摄双肩应力位 X 线片，如患肢喙锁韧带、肩锁韧带断裂，则 X 线片示骨折移位加大，肩胛骨喙突与锁骨之间的距离增宽。

指导课2

【患者的检查情况】

辅助检查：X线右锁骨正位片提示为右锁骨中段粉碎性骨折（见图1、图2）。

医生告知唐某所患疾病为"右锁骨中段粉碎性骨折"，鉴于其为闭合性骨折，无神经、血管损伤，建议唐某先行保守复位固定治疗，嘱其避免早期肩部过度活动，行患肢肘、腕部的屈伸功能锻炼，同时予中药外治理疗、西药消炎止痛治疗。

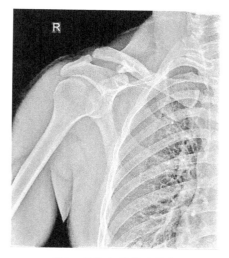

图1　X线右锁骨正位片

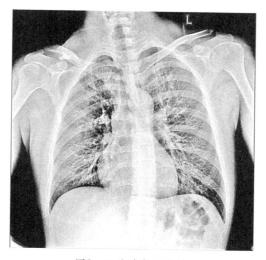

图2　X线胸部正位片

【学习目标】

（1）掌握锁骨骨折的病因、发病机制及发病率。

（2）掌握锁骨骨折的分型、临床表现、诊断及并发症。

（3）掌握锁骨骨折保守治疗中使用"8"字绷带固定的操作方法。

（4）熟悉锁骨骨折的治疗方法。

【Tutor 参考重点】

一、锁骨骨折的病因、发病机制及发病率

1.病因及发病机制

（1）锁骨骨折好发于儿童及青壮年，多为间接暴力引起。常见的受伤机制是侧方摔倒，肩部着地，受传导致锁骨发生斜形骨折；也可因手部着地，暴力经肩部传导至锁骨，发生斜行和横行骨折；直接暴力常为暴力从胸上方撞击锁骨，导致粉碎性骨折，但较少见。锁骨骨折若移位明显可引起臂丛神经损伤。

（2）根据暴力作用的大小、方向等，骨折可发生在锁骨外端，合并肩锁关节脱位，骨折更多发生在锁骨中段。

（3）锁骨外端骨折常因肩部的重力作用，使骨折远端向下移位，近端则向上移位，移位程度较大者应怀疑存在喙锁韧带损伤。

（4）锁骨中段骨折后由于胸锁乳突肌的牵拉，近着端可向上向后移位，远着端则由于肢体的重力作用及胸大肌上部肌束的牵拉，使骨折远折端向前向下移位，并有重叠畸形。儿童骨折多为青枝骨折，成人多为斜行、粉碎性骨折。

2. 发病率

在我国，锁骨骨折发生率约占全身骨折的 5 %。儿童多见，其中锁骨中 1/3 骨折占 76 %，锁骨外侧端骨折占 21 %，锁骨内侧端骨折仅占 3 %。

二、锁骨骨折的分型

临床可分为锁骨内 1/3 骨折、锁骨中 1/3 骨折、锁骨外 1/3 骨折。

三、锁骨骨折的临床表现

主要表现为局部肿胀、皮下瘀血、压痛或有畸形，畸形处可触及移位的骨折断端，如骨折移位并有重叠，肩峰与胸骨柄间距离变短。伤侧肢体功能受限，肩部下垂，上臂贴胸不敢活动，需用健手托扶患肘，以缓解因胸锁乳突肌牵拉引起的疼痛。触诊时骨折部位压痛，可触及骨擦音及锁骨的异常活动。幼儿青枝骨折畸形多不明显，且常不能自诉疼痛部位，但其头多向患侧偏斜、颌部转向健侧，此特点有助于临床诊断。有时直接暴力引起的骨折，可刺破胸膜发生气胸，或损伤锁骨下血管和神经，出现相应症状和体征。

四、锁骨骨折的治疗方法

锁骨骨折的治疗方法分为保守治疗和手术治疗。对于小孩的青枝骨折或年老的不能耐受手术的患者，常常选择保守治疗，需要进行患肢悬吊制动，或者使用"8"字绷带固定，配合中医局部外治治疗及骨折三期辨证使用中医中药汤剂。但是对于年轻的骨折明显移位的患者，常常选择手术内固定治疗，手术可以选用钢针、钢丝及钢板螺钉、镍钛合金爪进行内固定。手术相对较简单，术后可以较早地进行患肢的活动，目前为大部分医护人员及患者接受。

1. 保守治疗

手法复位适用于有移位的锁骨骨折。患者坐位，挺胸抬头，双手叉腰，术者将膝部顶住患者背部正中，双手握其两肩外侧向背部徐徐牵引，使之挺胸伸肩，此时骨折移位即可改善，如仍有侧方移位，可用捺正手法矫正。

2. 外固定治疗

（1）三角巾悬吊固定法：适用于幼儿青枝骨折或其他不全骨折，通常悬吊 2 ~ 3 周。

（2）"8"字绷带固定法：用布绷带做"8"字交叉环形固定或锁骨带固定 4 周，包扎时必须将两肩固定，同时用棉垫保护腋窝内神经血管。如患者有手或前臂麻木感、桡动脉搏动触不到，表明布带包扎过紧，应立即适当放松至解除症状为止。

（3）双圈固定法：患者坐位，选择大小合适的纱布棉圈，分别套在患者的两肩上，胸前用布条平锁骨系于双圈上，然后在背后拉紧双圈，迫使两肩后伸，用布条分别在两圈的上下方系牢，最后在患侧腋窝部的圈外再加棉垫 1 ~ 2 个，加大肩外展，利用肩下垂之力，维持骨折对位。

五、功能锻炼

初期可做腕、肘关节屈伸活动，中后期逐渐做肩部功能锻炼，重点是肩外展及旋转动作，防止肩关节因固定时间太长而导致功能受限。

指导课3

【患者的治疗情况】

唐某当天行右锁骨骨折手法整复及"8"字绷带固定后，当日复查X线片，提示骨折对位对线良好。患肢保守治疗5天后到骨科门诊复诊，右锁骨X线片示右锁骨中段粉碎性骨折移位明显，骨折近端向后上方移位，远端向前下方移位，骨折断端完全错开，右锁骨处疼痛明显，右肩活动明显受限。医生再次做了详细的查体，除原体征外，有锁骨区无皮损、肿胀不明显。根据患者的临床症状、体征、辅助检查可以明确诊断，医生建议唐某行手术治疗。完善相关术前检查及准备后，在臂丛神经阻滞麻醉下行右锁骨骨折切开复位内固定术，术后右肩疼痛症状消失，两周后伤口拆线出院，现已重返工作岗位（见图3至图5）。

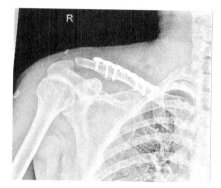
图3 术后复查

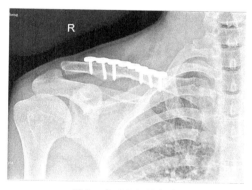
图4 术后3个月复查

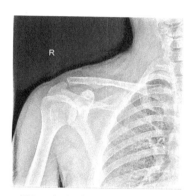
图5 术后1年取出内固定复查

【学习目标】

（1）掌握锁骨骨折手术治疗的适应证。
（2）掌握锁骨骨折手术治疗的方法。
（3）熟悉锁骨骨折手术治疗的风险及麻醉方法的选择。
（4）熟悉锁骨骨折的术后康复治疗及预防。

【Tutor 参考重点】

一、锁骨骨折手术治疗的适应证

（1）锁骨外端骨折伴喙锁韧带断裂。
（2）骨折块压迫邻近的血管神经（如锁骨下动静脉和臂丛神经）者。
（3）锁骨开放性骨折。
（4）伴有多发性损伤的锁骨骨折，尤其伴有同侧上肢创伤、双侧上肢骨折或有移位的锁骨骨折合并同侧肩胛骨骨折者。
（5）不能接受可能存在畸形愈合后的隆起外观要求手术者。
（6）闭合复位后不稳定或复位失败者。

二、锁骨骨折手术治疗的方法

可采用闭合复位或开放复位骨圆针、克氏针固定，钢丝固定，髓内针固定，等等，亦可选用钢板固定，有骨缺损者应同时植骨。

三、锁骨骨折的手术风险及麻醉选择

（1）术中风险：神经损伤、肌肉损伤、血管损伤等。

（2）术后风险：内固定失败、畸形愈合或不愈合、出现发热反应及感染等。

（3）麻醉：臂丛神经麻醉或复合静脉麻醉、全身麻醉。

四、锁骨骨折的术后康复治疗及预防

（1）体位指导：术后患侧上肢用前臂吊带或三角巾悬吊于胸前，卧位时去枕，在肩胛区垫枕使两肩后伸，同时在患侧胸壁侧方垫枕，防止患侧上肢下垂，保持上臂及肘部与胸部处于平行位。

（2）饮食指导：饮食以高蛋白、高热量、高维生素、富含铁质及钙质的食物为宜，以补充足够的营养，促进骨折愈合及机体恢复。多食富含纤维素的食物，多饮水，以促进排便，防止便秘。

（3）病情观察指导：患者及其家属应注意观察局部敷料包扎的松紧度，伤口渗血、渗液、肿胀情况，如上肢皮肤颜色发白或青紫，温度降低或感觉麻木应及时通知医务人员。

（4）功能锻炼指导：患肢固定及限制活动期间应注意进行健侧肢体的抗阻力训练和双下肢床上运动，同时在固定患侧肩关节的情况下，进行患侧肘关节主动屈伸活动、腕关节各方向的运动及用力抓握练习，以促进患肢血运，促进愈合，防止患侧上肢失用性萎缩。

桡骨远端骨折

导　言

【概述】

桡骨远端骨折是指位于桡腕关节面以上 2.5 ～ 3 cm 内的松质骨骨折。桡骨干皮质骨向松质骨移行部以远部分，为解剖薄弱处，一旦遭受外力，容易骨折。桡骨远端骨折是常见的骨折之一，约占全身骨折发生率的 1/6。腕关节是人体中结构最复杂的关节之一，也是全身活动频率最高的重要关节。桡骨远端骨折损伤机制复杂，骨折类型多样，治疗方法灵活。如果治疗不当，则容易导致腕关节慢性疼痛和僵硬，严重影响手部的功能，给患者造成不便。

本案例从一个以外伤致右腕关节疼痛、活动受限为主诉的患者切入，通过模拟临床医生收治患者的全过程，引导学生学会询问病史，进行全面的体格检查和必要的辅助检查，并以此为基础指导学生联系解剖、病理、诊断、药理、中医骨伤科学等学科，从多个角度及层面对病情进行综合分析，最终帮助学生建立系统规范的临证诊治思路。

【病例摘要】

患者王某，女，65 岁，退休教师。自述 2 小时前因雨天路滑不慎滑倒，右手掌撑地，出现右腕关节肿胀、疼痛、活动受限，当即感觉受伤部位疼痛剧烈，遂自行予冰敷，休息后疼痛未见明显缓解，且右腕关节肿胀明显，自觉症状越来越重，右腕关节活动明显受限，遂到骨科就诊。

体格检查：右腕部"餐叉样"畸形，右腕关节肿胀明显，局部无瘀血，无皮损，可触及骨擦音，右腕关节活动受限，右手指远端血运、感觉、活动无异常。舌质暗，苔薄黄，脉弦涩。各项化验检查未见异常。

辅助检查：右腕关节 X 线片检查结果提示 Colles 骨折。

治疗经过：医生予行闭合手法复位夹板外固定术治疗，术后右腕关节疼痛症状消失，活动无受限；3 个月后症状完全消失，活动自如。

【教学目标】

掌握：（1）桡骨远端骨折的四诊技能。（2）桡骨远端骨折的临床表现、诊断与鉴别诊断。（3）桡骨远端骨折的中西医治疗方法。

熟悉：（1）桡骨远端骨折的发病机制。（2）桡骨远端骨折的愈后与康复。

了解：以患者为中心的人文关怀。

【教学内容】

基础医学：（1）桡骨远端骨折的病因及发病机制。（2）桡骨远端骨折的局部解剖结构。

临床医学：（1）桡骨远端骨折的问诊内容。（2）陈旧性与新鲜性骨折的区别。（3）X 线、CT、MRI 检查在桡骨远端骨折诊断中的作用。（4）桡骨远端骨折的定义、诱发因素、临床表现、诊断标准及分型诊断。（5）桡骨远端骨折不同治疗方案的适应证。（6）桡骨远端骨折保守治疗的方法。（7）桡骨远端骨折手术方式的选择。

医学人文：（1）桡骨远端骨折的流行病学。（2）桡骨远端骨折的预防及预后。

【教学重点及难点】

重点： 桡骨远端骨折的临床诊断与治疗。

难点： 桡骨远端骨折分型及各型的特点。

解决方法： 通过 PBL 教学课程，引导学生围绕病例提出问题、建立假设、收集资料、论证和修正假设、归纳总结等，提高学习能力，更好地理解、掌握学习内容。

【教学课时】

共 9 学时。

第一次指导课 3 学时，引出桡骨远端骨折病案，通过模拟临床问诊及模拟体格检查，提出诊断思路。

第二次指导课 3 学时，给出患者检查结果，明确诊断与治疗方法。

第三次指导课 3 学时，根据患者的临床表现，学习桡骨远端骨折的中医辨证及手术方案的选择。

以上各次指导课中学生自由讨论 90 min，学生分析总结 20 min，教师点评总结 10 min。

【教学建议】

（1）人数：参加学生以 6 ~ 8 人为宜。

（2）担任角色：小组长与记录员相对固定。

（3）学习时间分配：重点内容讨论时间约占 80 %，其余内容讨论时间约占 15 %，教师总结与点评时间约占 5 %。

（4）学习方式：课前准备、沟通协调、查找资料、参与讨论、积极表达、组织材料、总结概括、提出解决困难的对策、自我评估、改进提高。

（5）Tutor：准备病例、引导学生、点评讨论、改进教案。

（6）学生学习小结与自我评估：讨论结束后一周内每人交一篇小组讨论记录和自我评估，由小组长收齐送交指导老师。主要内容包括：讨论内容概要，参加讨论的感想、贡献，自己在组织材料和讨论中的优缺点，参与讨论时遇到的困难（知识面、技术面、情绪面等），今后可能采取的对策；也可评价讨论小组的整体水平、其他队员的参与度，如参与讨论的积极性、聆听态度、沟通协调、课前准备、表达能力等，作为成绩的参考及将来改进教案的参考。

指导课1

【患者的就诊情况】

患者王某，女，65岁，退休教师。自述2小时前因雨天路滑不慎摔倒，右手掌着地，当即局部肿痛伴活动受限，无晕厥、抽搐、大汗淋漓等不适症状。遂自行予冰敷，休息后疼痛未见明显缓解，且右腕关节处肿胀明显，自觉症状越来越重，右腕关节活动明显受限，遂到医院骨科就诊。既往体健，无肝炎、结核病等传染病史，无糖尿病、心脏病等病史，无输血史。未发现药物及食物过敏。

体格检查：右腕部"餐叉样"畸形，右腕关节肿胀明显，局部无瘀血，无皮损，可触及骨擦音，右腕关节活动受限，右手指远端血运、感觉、活动无异常。舌质暗，苔薄黄，脉弦涩。

【问题与思考】

（1）桡骨远端骨折患者的问诊内容有哪些？

（2）新鲜性骨折与陈旧性骨折的区别有哪些？

（3）该病的初步诊断应考虑什么？

（4）需要做哪些辅助检查以明确诊断？

【学习目标】

（1）掌握桡骨远端骨折病史的采集。

（2）掌握桡骨远端骨折相关的体格检查。

（3）掌握新鲜性骨折与陈旧性骨折的区别。

（4）掌握桡骨远端骨折保守治疗中复位及固定操作方法。

【Tutor 参考重点】

一、桡骨远端骨折患者的问诊技巧

（1）起病有无外伤及诱因，受伤的体位，直接暴力还是间接暴力。

（2）疼痛的部位及性质，白天或夜间痛甚，活动后加重或缓解、休息后可否减轻。

（3）检查受伤部位有无异常，即肢体有无出现变硬、皮下瘀血、皮肤张力增加，有无张力性水泡形成，有无骨擦音，有无腕关节功能活动障碍等。

（4）检查肢端血液循环有无障碍。

（5）检查神经功能有无损伤。

（6）有无其他关节肿痛、变形和功能障碍等。

二、掌握桡骨远端骨折相关的体格检查

伤后局部疼痛、肿胀，腕关节活动功能障碍，畸形（餐叉样、枪刺样、短缩移位），环状压痛和纵轴压痛，手腕和手指运动不便，握力减弱等。

三、新鲜性骨折与陈旧性骨折的区别

一般受伤后2周内的骨折为新鲜性骨折，超过2周的骨折为陈旧性骨折。

指导课2

【患者的检查情况】

体格检查：右腕部"餐叉样"畸形，右腕关节肿胀明显，局部无瘀血，无皮损，可触及骨擦音，右腕关节活动受限，右手指远端血运、感觉、活动无异常。舌质暗，苔薄黄，脉弦涩。

辅助检查：右腕关节 X 线正侧位片提示右 Colles 骨折（见图 1）；右腕关节 CT 平扫提示右 Colles 骨折。

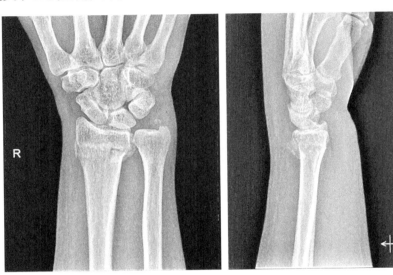

图1　右腕关节正侧位片

【学习目标】

（1）熟悉桡骨远端骨折的病因、发病机制。

（2）掌握桡骨远端骨折的分型、临床表现、诊断。

（3）掌握 X 线、CT、MRI 检查在桡骨远端骨折诊断及治疗中的作用。

【Tutor 参考重点】

一、桡骨远端骨折的临床表现及分类

1. 表现

（1）一般情况：疼痛、肿胀、活动功能障碍等。

（2）骨折特征：畸形、骨擦音、异常活动等。

（3）体征：患侧腕部压痛明显，腕关节活动受限。伸直型骨折由于远折端向背侧移位，从侧面看腕关节呈"餐叉样"畸形；又由于其远折端向桡侧移位，从正面看呈"枪刺样"畸形。屈曲型骨折者受伤后腕部出现下垂畸形。

2. 分类

（1）伸直型骨折（Colles 骨折）：跌倒，前臂旋前位，腕关节背伸，手掌着地，远端背桡侧移位，临床最常见。

（2）屈曲型骨折（Smith 骨折）：跌倒，腕关节呈掌屈位，手背先着地，远端掌尺侧移位，临床较少见。

（3）背侧缘骨折（Barton 骨折）：前臂旋前，腕关节强力背伸位，前扑跌倒，手掌触地时，身体的重力自上而下传递到桡骨远端，地面反作用力自下而上经腕骨作用于桡骨远端，两力交集于桡骨远端关节面背侧缘。

（4）掌侧缘骨折（反 Barton 骨折）：前仆跌倒，手背触地，使腕关节急骤地掌屈，身体的重力自上而下传递到桡骨远端，地面的反作用力由下向上经腕骨作用于桡骨远端，两力交集于桡骨远端关节面掌侧缘。

二、桡骨远端骨折的辅助检查

1. X 线检查

X 线检查是评估桡骨远端损伤的首选检查。多数骨折、脱位、力线不良、静态不稳定等，都很容易从标准的 X 线检查中鉴别。标准的前后位及侧位 X 线可测量出桡骨远端的掌倾角、尺偏角和桡骨高度等重要参数。

2. CT 检查

CT 检查尤其是三维 CT 检查，可以明确骨折块的移位方向、角度，明确关节面的塌陷程度，发现隐蔽的腕骨骨折，特别是普通 X 线难以诊断的涉及舟骨窝、月骨窝的桡骨远端骨折，对于桡骨远端骨折的诊断起着重要作用，可以提高诊断的准确率。CT 检查在桡骨远端三柱理论的应用，尤其是传统 X 线检查容易疏漏的中间柱损伤，包括月骨关节面损伤的诊断上具有重要意义。

3. MRI 检查

MRI 检查是评估桡腕骨间韧带撕裂、三角纤维软骨复合体（TFCC）损伤、软骨损伤以及肌腱损伤的最准确评估手段。此外，MRI 还对于腕关节创伤性或非创伤性疼痛、炎症性疾病、腕骨骨折、缺血性坏死等伤病的诊断均起着至关重要的作用。

指导课3

【患者的治疗情况 】

　　王女士行骨折闭合手法整复并小夹板固定，复位后所见王女士腕部畸形消失，局部疼痛明显缓解，予当即复查 X 线片骨折对位、对线良好，断端已无明显移位（见图2）。根据患者的临床症状、体征、辅助检查可以明确诊断，医生建议王女士行保守治疗，注意定期复查（见图3）。4 周后复查，X 线片骨折线模糊，骨折局部已无明显压痛，现腕部无疼痛，无活动受限（见图4）。

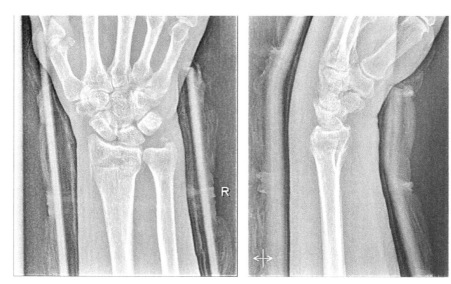

图2　手法复位夹板固定后复查右腕关节正侧位片

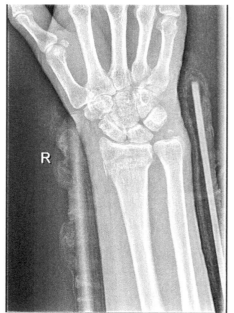
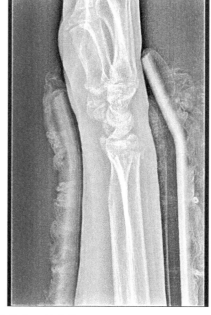

图3　2周后复查右腕关节正侧位片

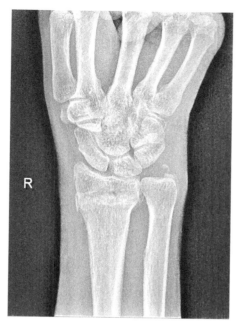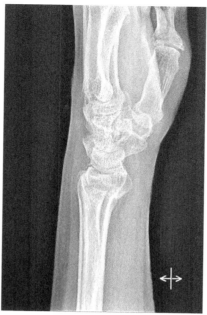

图4 4周后复查右腕关节正侧位片

【学习目标】

（1）掌握桡骨远端骨折的治疗方法。

（2）掌握本例患者首选治疗方法。

（3）掌握简述桡骨远端骨折闭合手法复位的评价标准。

（4）熟悉桡骨远端骨折夹板固定的注意事项。

（5）熟悉桡骨远端骨折保守治疗的并发症。

【Tutor 参考重点】

一、桡骨远端骨折的治疗方法

1. 非手术治疗

（1）药物。

①内服。a. 汤剂：三期辨证。b. 中成药：伤科接骨片、七厘散、洛阳正骨接骨丹。

②外用。a. 早期：如意金黄散、双柏散、佛山伤科黄药水等。b. 晚期：海桐皮汤。

（2）手法整复。

（3）外固定：小夹板、石膏托。

（4）训练。

2. 手术治疗

（1）经皮穿针术。

（2）外固定架技术。

（3）切开复位内固定术（AO 板钉固定；LCP 板钉固定）。

二、伸直型桡骨远端骨折的保守治疗方法

可采用闭合复位加小夹板固定。

1. 闭合复位（一牵二抖三尺偏）

患者体位：坐位，老年人可取平卧位，肘部屈曲 90°，前臂中立位。

牵引：纠正重叠移位。助手把持上臂，施术者两拇指并列置于远端背侧，其余八指置于患者腕部，扣紧大小鱼际肌，顺势拔伸 2 ~ 3 min。（任何复位都需要牵引，拉伸局部肌肉，便于整复操作，"欲合先离、离而复合"）

牵抖整复：重叠移位完全纠正后，将远端旋前，利用牵引力骤然猛抖，同时迅速尺偏掌屈，使之复位。

提按整复：先矫正旋转移位及侧方移位，双拇指挤按骨折远端背侧，端提近端掌侧。

2. 夹板固定

平垫放置：骨折远端背侧、近端掌侧（厚度：1.5 ~ 4 cm）；骨突部放置压垫，避免压疮。

放板顺序：先放掌侧、背侧，再放尺侧、桡侧（前、后、内、外），夹板上端达前臂中、上 1/3，桡侧、背侧夹板下端超过腕关节，限制手腕的桡偏和背伸。夹板间距以 1 ~ 1.5 cm 为宜。背侧板下达掌指关节；掌侧板下达腕横纹；桡侧板下达第一掌指关节；尺侧板下达腕横纹。

扎带捆绑位置：①先中部，再远端，最后近端；②松紧度：扎带上下活动 1 cm；③两端扎带距板端 1 ~ 1.5 cm 为宜，防止滑脱；④长度：扎带尾端 2 cm。

三角巾：选取长度适宜的三角巾，将患手置于胸前，屈肘 90°，前臂中立位，颈后打活结。

三、桡骨远端骨折手法整复的要求

（1）关节面不平整小于 2 mm。

（2）桡骨短缩小于 5 mm。

（3）残余背倾角小于 10°，尺偏角大于 15°。

（4）桡骨远端乙状切迹和尺骨头基本完好，无腕骨异常排列。

四、桡骨远端骨折夹板外固定术后注意事项

（1）抬高患肢，以促进局部肿胀消退。

（2）密切观察手部血液循环情况、手指活动情况、末梢感觉，随时调整夹板松紧度，观察局部是否有压疮。如用拇指按压患侧指甲，观察甲床毛细血管反应时间；食指、中指指腹触顶患侧指腹，感觉指腹张力大小。若发现肢端肿胀、疼痛、温度下降、颜色紫暗、麻木、伸屈活动障碍并伴有剧痛者，应及时处理。

（3）固定期间应积极做指间关节、掌指关节屈伸锻炼及肩肘部活动。解除固定后可进行腕关节屈伸、前臂旋转锻炼。

（4）小夹板固定时间一般为 4 ~ 6 周。

五、桡骨远端骨折的并发症

①压迫性溃疡；②腕管综合征；③腕关节僵硬；④骨质疏松症；⑤创伤性关节炎；⑥畸形愈合或不愈合；⑦交感神经反射性营养不良。

尺桡骨干双骨折

导　言

【概述】

尺桡骨干双骨折在前臂骨折中较为多见，占全身骨折发生率的6％左右，其中青壮年占多数，可由直接暴力、传导暴力和扭转暴力致使尺桡两骨干骨折，从而出现前臂疼痛、肿胀及功能障碍等不适。由于解剖功能的复杂关系，两骨干完全骨折后，骨折端可发生侧方、重叠、成角及旋转移位，复位要求较高。手法复位外固定治疗时，必须纠正骨折端的各种移位，特别是旋转移位，并保持骨折端整复后的对位，进行外固定直至骨折愈合。

本案例从一个以左前臂疼痛、肿胀5小时余为主诉的患者切入，通过模拟临床医生收治患者的全过程，引导学生学会询问病史，进行全面的体格检查和必要的辅助检查，并以此为基础指导学生联系解剖、病理、诊断、药理、方剂、中医骨伤科学等学科，从多个角度及层面对病情进行综合分析，最终帮助学生建立系统规范的临证诊治思路。

【病例摘要】

患者李某，女，33岁，5小时前，地震后墙壁突然倒塌压在其左前臂上，致左前臂疼痛，当时无神志不清、头痛呕吐、四肢抽搐、大小便失禁等不适，4小时前被人救出，经夹板治疗后，左前臂肿胀进行性加重，遂到骨科就诊。

体格检查：左前臂中段压痛明显，局部明显肿胀、畸形，可触及骨擦音，左前臂桡动脉搏动消失、剧痛、皮肤苍白、麻木及感觉异常，无开放性骨折伤口，有张力性水泡形成。舌质暗，苔薄白，脉弦。

辅助检查：前臂DR、检查结果提示左尺骨中段骨皮质不连续，桡骨中段骨皮质不连续，骨折近端向前下移位，远折端向上移位。

入院诊断：医生拟"左前臂尺桡骨干双骨折伴骨筋膜室综合征"收住院进一步治疗。

【教学目标】

掌握：（1）尺桡骨干双骨折的四诊技能。（2）尺桡骨干双骨折的临床表现、诊断与鉴别诊断。（3）尺桡骨干双骨折的治疗方法。

熟悉：（1）尺桡骨干双骨折外伤的发病机制、骨折类型及预后。（2）尺桡骨干双骨折术后功能锻炼方法。

了解：以患者为中心的人文关怀。

【教学内容】

基础医学：（1）尺桡骨干双骨折外伤的病因及发病机制。（2）前臂局部解剖结构。

临床医学：（1）尺桡骨干双骨折的问诊技巧。（2）前臂骨折的体格检查。（3）前臂骨折并发尺神经、桡神经、正中神经损伤的区别。（4）X线、CT、血管B超或数字减影血管造影（DSA）检查在前臂骨折患者检查中的选择。（5）尺桡骨干双骨折不同治疗方案的适应证。（6）尺桡骨干双骨折保守治疗的方法。（7）尺桡骨干双骨折手术方式的选择。

医学人文：（1）尺桡骨干双骨折的流行病学。（2）尺桡骨干双骨折的预后及康复。

【教学重点及难点】

重点：尺桡骨干双骨折的临床诊断与治疗。

难点：（1）尺桡骨干双骨折的严重并发症——前臂肌间隔综合征。（2）手法复位的技巧。

解决方法：通过 PBL 教学课程引导学生围绕病例提出问题、建立假设、收集资料、论证和修正假设、归纳总结等，提高学习能力，更好地理解、掌握学习内容。

【教学课时】

共 9 学时。

第一次指导课 3 学时，引出尺桡骨干双骨折病案，通过模拟临床问诊及模拟体格检查，提出诊断思路。

第二次指导课 3 学时，给出患者检查结果，明确诊断与治疗方法。

第三次指导课 3 学时，根据患者的临床表现，学习尺桡骨干双骨折的中医辨证及手术方案的选择。

以上各次指导课中学生自由讨论 90 min，学生分析总结 20 min，教师点评总结 10 min。

【教学建议】

（1）人数：参加学生以 6 ~ 8 人为宜。

（2）担任角色：小组长与记录员相对固定。

（3）学习时间分配：重点内容讨论时间约占 80%，其余内容讨论时间约占 15%，教师总结与点评时间约占 5%。

（4）学习方式：课前准备、沟通协调、查找资料、参与讨论、积极表达、组织材料、总结概括、提出解决困难的对策、自我评估、改进提高。

（5）Tutor：准备病例、引导学生、点评讨论、改进教案。

（6）学生学习小结与自我评估：讨论结束后一周内每人交一篇小组讨论记录和自我评估，由小组长收齐送交指导老师。主要内容包括：讨论内容概要，参加讨论的感想、贡献，自己在组织材料和讨论中的优缺点，参与讨论时遇到的困难（知识面、技术面、情绪面等），今后可能采取的对策；也可评价讨论小组的整体水平、其他队员的参与度，如参与讨论的积极性、聆听态度、沟通协调、课前准备、表达能力等，作为成绩的参考及将来改进教案的参考。

指导课1

【患者的就诊情况】

患者李某，女，33岁，5小时前，地震后墙壁突然倒塌压在其左前臂上，致左前臂疼痛，当时无神志不清、头痛呕吐、四肢抽搐、大小便失禁等不适，4小时前被人救出后，经夹板治疗后，左前臂肿胀进行性加重。否认冠心病、糖尿病、高血压病等慢性病史，否认肝炎、结核病等传染病史，否认手术史及输血史；否认食物及药物过敏史。

体格检查：左前臂中段压痛明显，局部明显肿胀、畸形，可触及骨擦音，左前臂桡动脉脉搏动消失、剧痛、皮肤苍白、麻木及感觉异常，无开放性骨折伤口，有张力性水泡形成。舌质暗，苔薄白，脉弦。

【问题与思考】

（1）前臂骨折患者的问诊内容有哪些？
（2）前臂骨折的体格检查内容有哪些？
（3）前臂骨折的致伤原因有哪些？
（4）前臂骨折并发尺神经、桡神经、正中神经损伤的区别？
（5）前臂骨折如何进行手法复位？

【学习目标】

（1）掌握前臂骨折患者四诊资料的收集方法。
（2）掌握前臂骨折并发尺神经、桡神经、正中神经损伤的区别。
（3）熟悉尺桡骨干双骨折外伤具体机制、骨折类型及预后方法。
（4）熟悉手法复位的技巧。

【Tutor 参考重点】

一、前臂骨折伴骨筋膜室综合征患者的问诊内容

（1）有无外伤。外伤为骨折发生的最常见原因。当暴力直接或间接作用于骨时，可能发生骨折。

（2）如何受伤。外伤具体机制可以初步判断骨折类型、损伤程度等。直接暴力打击骨折线多与外力的作用点在同一水平，以横行、楔形骨折多见，预后较好；间接暴力骨折桡骨骨干平面一般高于尺骨骨折平面，以斜形、螺旋形及短斜形为主。螺旋形暴力骨折桡骨骨干平面一般低于尺骨骨折平面，骨折线以螺旋形为主。

（3）受压时间的长短。受压时间过长可能出现挤压综合征。

（4）有无肿胀。前臂肿胀且不断加重，形成骨筋膜室综合征的可能性加大。

（5）小便情况。伤后如果出现小便变少，尿液变成棕色或红褐色等情况，应注意挤压综合征的发生。

二、前臂骨折的体格检查

（1）检查末端血液循环有无障碍。损伤后的组织水肿，使骨筋膜室内内容物体积增加，从而导致骨筋膜室压力增加。注意腕部桡动脉搏动情况，如桡动脉搏动减弱或消失，在此时注意前臂肿胀程度及手的感觉和运动功能，在出现5 "P" 征（即动脉搏动消失、剧痛、皮肤苍白、麻木及感觉异常）之前，要特别注意控制骨筋膜室综合征。

（2）检查神经功能有无损伤。尺桡骨双骨折能损伤前臂神经，应该检查桡神经、正中神经和尺神经支配区域的感觉与运动功能。

（3）检查有无伤口。开放性骨折在骨折处都有伤口。如果伤口在前臂，且伤口较大，则不能形成骨筋膜室综合征。

（4）检查局部情况有无异常。检查肢体有无出现变硬、皮下瘀血、皮肤张力增加，有无张力性水泡形成，并且检查四肢的温度，如果四肢温度降低、出现厥冷，提示可能出现休克。

三、前臂骨折的致伤机制

1. 直接暴力

较多见，为暴力或重物打击伤或轧伤，两骨骨折多在同一水平，呈横行、粉碎性或多节段骨折。直接暴力所致骨折的局部软组织损伤较严重，骨折端整复对位不太稳定，骨折愈合慢，因此对前臂及手的功能影响较大。

2. 传导暴力

跌倒时手掌着地，地面的反击力沿手腕及桡骨下段向上传导，至桡骨中 1/3 部骨折，多为横行骨折或锯齿状骨折，多呈短斜型骨折。此类骨折的软组织损伤一般不严重，如为儿童可发生青枝骨折，尺桡骨的骨折端均有向掌侧成角移位，且有远侧骨折端的旋后移位。

3. 扭转暴力

多为机器的轮转或皮带绞伤或向后跌倒，手臂极度旋前撑地，尺桡骨相互扭转而产生骨折，致两骨折成角相反，如桡骨向背侧成角，尺骨向掌侧成角，即两骨折方向不一致，使手法整复困难。

四、前臂骨折并发正中神经、尺神经、桡神经损伤的区别

1. 正中神经损伤

正中神经损伤常由儿童肱骨髁上骨折和腕部切割伤引起。腕部损伤时所致支配的鱼际肌和蚓状肌麻痹，表现为拇指对掌功能障碍和手的桡侧伴感觉障碍，特别是食指、中指远节感觉消失。而肘上损伤则所支配的前臂肌亦麻痹，除上述表现外，另有拇指和食指、中指屈曲功能障碍。

2. 尺神经损伤

尺神经易在腕部和肘部损伤，腕部损伤主要表现为骨间肌、蚓状肌、拇收肌麻痹，致环指、小指爪形手畸形及手指内收、外展障碍和 Froment 征，以及手部尺侧半和尺侧一个半手指感觉障碍，特别是小指感觉消失。肘上损伤除以上表现外，另有环指、小指末节屈曲功能障碍，一般仅表现为屈曲无力。

3. 桡神经损伤

桡神经在肱骨中、下 1/3 交界处紧贴骨面，该处骨折时容易引起桡神经损伤，表现为伸腕、伸拇、伸指、前臂旋后障碍及手背桡侧（虎口区）感觉异常，典型的畸形是垂腕。若为桡骨头脱位所致的桡神经深支损伤，因桡侧腕长伸肌功能完好，伸腕功能基本正常，而仅有伸拇、伸指障碍，无手部感觉障碍。

五、前臂尺桡骨双骨折的手法复位技巧

1. 骨折部位及类型关系

尺桡骨在上 1/3 部位骨折者，因尺骨位于皮下，上段较粗，能触摸清楚，可考虑先整复尺骨骨折的移位；骨折下 1/3 部位者，因桡骨下段较粗，位于皮下可以触摸清楚，可先整复桡骨骨折的移位；尺桡骨中 1/3 部位骨折者，可以考虑两骨折端的移位同时整复，且以用牵引加大成角手法整复位好。

2. 手法复位技巧

在手法复位的过程中，每一步骤均要注意两侧骨折端的骨间膜作用，若骨折端发生并拢成角移位，骨间膜将发生挛缩，要及时将两侧骨端分开，才有利于骨折端移位的整复对位。

（1）用牵引加压复位手法：术者立于伤侧，先用两手拇指及其他手指纠正两侧骨折端并拢移位，再用两手掌对压两侧骨折端的侧方移位，即可使之复位。骨折移位整复后，在术者未放松加压复位时，助

手即放松一些牵引力，使骨折端相互抵紧，以防再移位，有利于外固定处理，此法适用尺桡骨中 1/3 或下 1/3 骨折移位的整复。

（2）用牵引成角复位手法：术者用两手拇指沿尺桡骨骨折的致伤方向推顶骨折端，即向骨膜破损的一侧推之成角而复位，同时纠正骨折端的并拢移位，待两拇指将两侧骨折端推顶平整，即将两侧骨折端迅速拉直，即可使之复位，助手稍放松牵引力，使骨折端相互抵紧，以利于外固定处理。

（3）在牵引与对抗牵引情况下，术者两手拇指及其他手指摸清骨折端的部位，用一手拇指与其他四指对捏于桡骨侧方移位的骨折端，对捏后摇动之，同时注意纠正两侧骨折端的靠拢移位，即可使之复位。

指导课2

【患者的辅助检查情况】

左前臂 X 线检查可见：左尺骨中段骨皮质不连续，桡骨中段骨皮质不连续，骨折近端向前下移位，远折端向上移位（见图 1）。测量骨筋膜室压力 7.2 kPa，血管多普勒超声检查显示未见血管损伤，数字减影血管造影（DSA）提示前臂动脉血流减弱，尿液检查未见异常，血常规和生化指标未见异常。

医生告知李某所患疾病为"左前臂尺桡骨干双骨折伴骨筋膜室综合征"，予前臂深筋膜切开术以及左前臂尺桡骨干双骨折切开复位内固定或备选支架外固定。

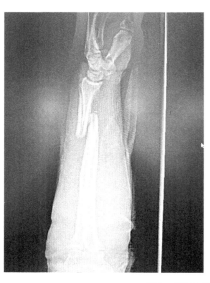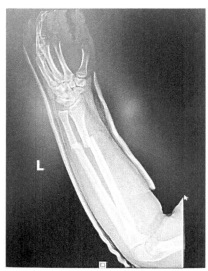

图1　DR尺桡骨正侧位片

【问题与思考】

（1）X 线、CT、MRI 等辅助检查在前臂骨折伴骨筋膜室综合征诊断及治疗中的作用是什么？

（2）尺桡骨干双骨折的移位特点是什么？

（3）尺桡骨干双骨折的临床表现、诊断及鉴别诊断是什么？

（4）尺桡骨干双骨折保守治疗的适应证有哪些？

（5）尺桡骨干双骨折手术治疗的适应证有哪些？

（6）尺桡骨干双骨折伴骨筋膜室综合征的治疗原则是什么？

【学习目标】

（1）掌握 X 线、CT、MRI 等辅助检查方法的选择，挤压综合征及骨筋膜综合征的诊断。

（2）掌握尺桡骨干双骨折的移位特点。

（3）掌握尺桡骨干双骨折的临床表现、诊断及鉴别诊断。

（4）掌握尺桡骨干双骨折保守治疗的适应证。

（5）熟悉尺桡骨干双骨折手术治疗的适应证。

（6）熟悉尺桡骨干双骨折伴骨筋膜室综合征的治疗原则。

【Tutor 参考重点】

一、X 线、CT、MRI 等辅助检查方法在前臂骨折伴骨筋膜室综合征诊断及治疗中的作用

1. X 线检查

X 线检查对骨折的诊断和治疗具有重要的价值。凡是疑为骨折者应该常规首选 X 线检查。前臂正侧位 X 线拍片是必须的，其不仅能确定骨折的存在，而且能准确判断骨折移位情况，为选择治疗方案提供依据。

2. CT、MRI 检查

CT 能显示组织结构横断解剖的空间关系，而且密度分辨力高，可以区分密度差别小的脂肪、肌肉及软骨等，能显示细微的钙化和骨化，易于查出病灶，并能确定其部位、范围、大小与结构。当 X 线诊断有疑难时可以选用 CT 进一步检查。MRI 检查与 CT 有着共同的优点，但是其作为首选检查会加重患者的经济负担。彩超可以检测血管方面的损伤，但是其检查骨折有一定的局限性。

3. 测量骨筋膜室压力

测量骨筋膜室压力装置能有效观测骨筋膜室压力，当骨筋膜室压力大于 4 kPa 时，提示应马上行筋膜切开术，以缓解压力。

4. 血管多普勒超声检查或数字减影血管造影（DSA）

血管多普勒超声检查可显示受检部位的血流速度和特征性波形，具有无创、安全、可反复操作的优越性，可区分出动脉损伤和静脉损伤。血管超声成像的图像分辨率与动脉造影接近且诊断迅速。DSA 可以明确血管损伤的部位、状况和程度，对于适宜的病例还可同时行血管腔内治疗。

5. 尿液检查

当前臂被重物压住后，由于肌肉坏死或骨筋膜室综合征而出现肌肉坏死，因此出现挤压综合征和肌红蛋白尿，此时应行尿液检查。

二、尺桡骨干双骨折的移位特点

尺桡骨干双骨折后，两骨四断端将出现重叠、旋转、成角、侧方四种形式的移位。移位的形式及程度与暴力的大小、方向以及肌肉的牵拉和伤肢的重量有关。在儿童青枝骨折的骨折端多出现单纯的成角移位。

尺桡骨干双骨折后，骨折端的旋转移位形式与骨折部位有密切的关系，尤其以桡骨干骨折位显著。桡骨旋前圆肌止点以上骨折时，骨折近端受旋后肌及肱二头肌牵拉而处于旋后位，远端受旋前圆肌及旋前方肌的牵拉而处于旋前位。旋前圆肌止点以下骨折时，骨折近端受旋后肌、肱二头肌和旋前圆肌的牵拉一般处于中位，或处于轻度旋后位，骨折远端受旋前方肌的牵拉而处于旋前位。

三、尺桡骨干双骨折的临床表现、诊断及鉴别诊断方法

1. 临床表现

患者有明确的外伤史；骨折后局部疼痛，肿胀明显，前臂活动功能丧失，有时局部畸形明显；骨折处疼痛明显，有移位的完全骨折可触及骨擦音和异常活动，前臂可有旋转、缩短或成角畸形，纵向叩击痛，前臂旋转功能障碍。X 线片可以确定骨折的类型、移位的方向，以及有无桡骨或尺骨的上、下关节脱位。

2. 诊断

根据外伤史、临床表现和 X 线检查结果可做出诊断。但儿童的不完全性骨折会由于局部肿胀疼痛不明显而容易漏诊，因此对儿童患者应认真检查、仔细阅片。

3. 鉴别诊断

尺桡骨干双骨折有时需与孟氏骨折和盖氏骨折进行鉴别。特别是单根骨折，如有明显的重叠错位时，需注意是否有上、下尺桡骨关节脱位。必须注意的是，临床上部分孟氏骨折就诊时桡骨小头脱位往往已自行复位或表现不明显，易误诊为单纯尺骨上段骨折，但后者在临床上是十分少见的。

四、尺桡骨干双骨折保守治疗的适应证

尺桡骨干骨折的治疗原则是恢复前臂的旋转功能。从临床角度看，应视为关节内骨折，故其复位要求较高，要求解剖复位或近解剖复位，需纠正重叠、成角、旋转及侧方移位，特别是成角和旋转畸形应彻底矫正。侧方对位应达 2/3 以上，恢复桡骨的生理弯曲（旋转弓）。无移位的骨折可仅用夹板固定；有移位的闭合骨折均可应用手法整复，夹板固定法治疗。

五、尺桡骨干双骨折手术治疗的适应证

开放性骨折伤后在 8 小时以内，或软组织损伤严重者；多发骨折，特别一个肢体多处骨折者；多段骨折或不稳定性骨折，不能满意的手法复位或不能手法维持整复骨折端的对位者；尺桡骨上 1/3 骨折手法复位失败，或难以外固定者；对位不良的陈旧性骨折，手法已不能整复者；火器性骨折，伤口愈合骨折端移位未整复者。

六、尺桡骨干双骨折伴骨筋膜室综合征的治疗原则

对疑有血液循环障碍的尺桡骨干双骨折的治疗原则：①首先要置于严密的观察下；②立即解开包扎的敷料；③解除内部压力；④将患肢置于心脏水平面；⑤经上述措施，血液循环仍未改善，或前臂组织压差与舒张压持续在 2.67 kPa（20 mmHg）以下者有紧急手术指征，急诊手术的目的是迅速减小前臂骨筋膜室压力，恢复尺桡骨的稳定性。

指导课3

【患者的治疗情况】

李某住院治疗 2 周，予预计手术方案并顺利完成手术，尺骨、桡骨骨折用钢板螺钉内固定，钢板及骨有健康的软组织覆盖，左前臂掌侧及背侧切开深筋膜减压，皮肤进行二期缝合（见图 2）。

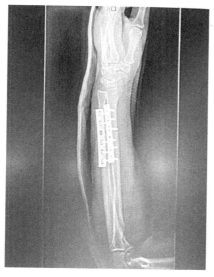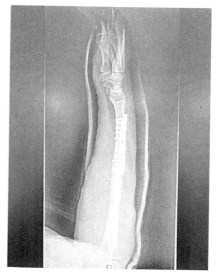

图2 术后对位对线好

【问题与思考】

（1）前臂尺桡骨干双骨折闭合复位外固定方法是什么？

（2）前臂尺桡骨干双骨折切开复位内固定切口及内固定物如何选择？

（3）前臂尺桡骨干双骨折伴骨筋膜室综合征的围手术期处理应注意哪些问题？

（4）尺桡骨干双骨折术后功能锻炼方法是什么？

【学习目标】

（1）掌握前臂尺桡骨干双骨折闭合复位外固定方法。

（2）掌握前臂尺桡骨干双骨折切开复位内固定切口选择及内固定物的选择。

（3）熟悉前臂尺桡骨干双骨折伴骨筋膜室综合征的围手术期处理。

（4）熟悉尺桡骨干双骨折术后功能锻炼方法。

【Tutor 参考重点】

一、前臂尺桡骨干双骨折闭合复位外固定方法

1. 上肢石膏固定

在上肢石膏固定的同时，要在尺桡骨前后加压塑型，使尺桡骨向两侧撑开，以免骨折端发生再移位，石膏固定后立即纵行剖开，以防发生血液循环障碍。若尺桡两骨折端或其中一骨折端为不稳定性骨折，上肢石膏加压塑型固定后，还需用铁丝手指夹板做手指持续牵引，以维持骨折的对位。

2. 夹板固定

在牵引的情况下，前臂敷祛瘀消肿药膏，铺薄棉垫，于尺桡骨折部位的掌侧及背侧分别放一骨垫，并用两条胶布固定。若为上 1/3 和中 1/3 位骨折，应于前臂背侧上下端各放置一纸压垫，掌侧骨折部位放置一块纸压垫，施行 3 点挤压维持尺桡骨干背弓的生理弧度，再将掌侧、背侧、尺侧及桡侧 4 块夹板放妥，并用布带捆扎 4 道，使布带松紧适当，肘关节屈曲 90°，前臂中立位，并用三角巾将伤肢悬吊于胸前，要时时观察以防捆扎过紧产生肌缺血坏死。

二、前臂尺桡骨干双骨折切开复位内固定切口及内固定物的选择

1. 切口选择

桡骨上、中、下 1/3 位骨折，均可选用前臂背侧入路。上 1/3 的桡骨背侧切口，在腕伸肌、指伸肌间分离，切开部分旋后肌附着处即可暴露桡骨，注意桡神经深支自旋后肌中穿出，切勿损伤；中 1/3 的桡骨背侧切口，将拇长展肌向尺侧牵开，即显露桡骨；下 1/3 的桡骨背侧切口，自拇短展肌与拇长伸肌之间显露桡骨。亦可用桡骨掌侧切口，沿肱桡肌内缘与桡侧腕屈肌之间进入，并向桡侧牵开桡神经，向尺侧牵开尺动脉，尺骨全长均位于皮下，均可直接经尺骨嵴切口，显露尺骨。

2. 内固定物的选择

钢板螺钉内固定。

三、前臂尺桡骨干双骨折伴骨筋膜室综合征的围手术期处理

1. 围手术期常规预防感染治疗

术前半小时运用抗生素，常采用青霉素类。

2. 术中操作

注意轻柔操作，因为骨折块与血管神经关系密切，可能损伤或加重损伤血管神经。如果发生血管神经损伤应做相应处理。

3. 石膏托固定

术后将肘关节固定于功能位，前臂固定于中立位。

4. 密切观察手部情况

术后密切关注手部及伤肢的血液供应情况，一旦出现血液供应障碍，马上予以处理，可以适当使用脱水剂及扩张血管药物。

5. 定期复查

定期复查 X 线片，如出现骨折端吸收、间隙增大，说明固定不牢固或活动量过大，应减少或停止活动，必要时加用石膏托固定。

四、尺桡骨干双骨折术后功能锻炼方法

复位固定后，应做指掌关节的屈伸、握拳活动。同时注意肘关节不要过早活动，禁止做前臂的旋转活动，3 周后骨折初步稳定，可逐渐做肘关节伸屈活动，但前臂应始终保持中立位，以免造成骨迟缓愈合或不愈合。临床愈合拆除夹板后加强肘部屈伸活动，并开始进行前臂旋转活动。固定过程中，应密切观察患肢血运情况，经常检查并调节夹板的松紧度。定期行 X 线片照片复查，如有移位及时纠正。

尺骨鹰嘴骨折

导 言

【概述】

尺骨鹰嘴骨折是肘部常见损伤，其骨折多数由间接暴力造成。跌倒时，肘关节突然屈曲，同时肱三头肌强烈收缩，则发生尺骨鹰嘴撕脱骨折，近端被肱三头肌牵拉而向上移位。直接暴力亦可造成尺骨鹰嘴骨折，如肘后部受到直接打击，或跌倒时肘后部着地而使鹰嘴直接遭受撞击，常发生粉碎性骨折，但多数无明显移位。鹰嘴骨折线多数侵入半月切迹，为关节内骨折；少数撕脱的骨折片较小，骨折线可不侵入关节。鹰嘴骨折于成人多见，少年儿童亦可发生。因此，在治疗时，恢复其关节面的正常解剖对位和牢固固定早期活动关节是获得良好功能的重要措施。如果关节面对合不整齐，日后可能引起创伤性关节炎，导致关节疼痛和功能受限。

本案例从以外伤致右肘关节肿胀疼痛为主诉的患者切入，通过模拟临床医生收治患者的全过程，引导学生学会询问病史，进行全面的体格检查和必要的辅助检查，并以此为基础指导学生联系解剖、病理、诊断、药理、中医骨伤科学等学科，从多个角度及层面对病情进行综合分析，最终帮助学生建立系统规范的临证诊治思路。

【病例摘要】

患者蔡某，女，49岁，农民，自述2天前在家中背玉米时不慎摔倒，右侧肘关节着地，当即局部肿痛伴活动受限，无晕厥、心慌心悸、大汗淋漓等不适症状。未及时正规治疗，患肢逐渐肿胀，现为求进一步治疗遂至骨科门诊就诊。门诊拟"右肘尺骨鹰嘴骨折"收入骨科。入院症见：神清，精神差，右侧肘关节肿痛，伴活动受限，无双上肢放射麻木及疼痛，无发热恶寒，无头晕头痛，无心慌心悸，无大汗淋漓，纳寐差，二便调，近期体重未见明显变化。既往体健，无肝炎、伤寒、结核病等传染病史，无糖尿病、心脏病等病史，无输血史。未发现药物及食物过敏。

体格检查：舌质暗，苔薄白，脉弦；右侧肘关节明显瘀肿，肘后尺侧压痛明显，可触及骨擦感及异常活动，肘后三角关系正常，右上臂纵向叩击痛（＋），右上肢运动功能活动障碍，末梢血运可，手指活动正常。

辅助检查：X线右肘关节正侧位片提示右肘鹰嘴部骨折；右肘关节CT平扫提示右尺骨鹰嘴骨折。

入院诊断：中医诊断为右尺骨鹰嘴骨折，气滞血瘀证；西医诊断为右尺骨鹰嘴骨折。

治疗经过：住院后医生给予蔡某行右尺骨鹰嘴骨折切开复位内固定术治疗；术后患者右肘关节肿痛及活动受限的症状较前缓解。术后复查DR右肘关节正侧位片提示尺骨鹰嘴骨折复位好，内固定位置好。术口拆线出院，肿痛及活动受限明显缓解。

【教学目标】

掌握：（1）尺骨鹰嘴骨折的四诊技能。（2）尺骨鹰嘴骨折的临床表现、诊断与鉴别诊断。（3）尺骨鹰嘴骨折的中西医治疗方法。

熟悉：（1）尺骨鹰嘴骨折的发病机制。（2）骨折后功能锻炼方法。

了解：以患者为中心的人文关怀。

【教学内容】

基础医学：（1）尺骨鹰嘴骨折的病因及发病机制。（2）肘关节局部解剖结构。

临床医学：（1）尺骨鹰嘴骨折的问诊技巧。（2）尺骨鹰嘴骨折体格检查。（3）需排除肘部合并性损伤，如肘部神经损伤、恐怖三联征、骨筋膜室综合征等。（4）X 线、CT 检查在尺骨鹰嘴骨折诊断中的作用。（5）尺骨鹰嘴骨折的定义、诱发因素、临床表现、诊断标准及鉴别诊断。（6）尺骨鹰嘴骨折不同治疗方案的适应证。（7）尺骨鹰嘴骨折保守治疗的方法。（8）尺骨鹰嘴骨折手术方式的选择。

医学人文：（1）尺骨鹰嘴骨折的流行病学。（2）尺骨鹰嘴骨折的预防及预后。

【教学重点及难点】

重点：（1）肘关节的局部解剖结构。（2）尺骨鹰嘴骨折的临床诊断与治疗。（3）尺骨鹰嘴骨折的并发症。

难点：需要排除肘部合并性损伤，如肘部神经损伤、恐怖三联征、骨筋膜室综合征等。

解决方法：通过 PBL 教学课程，引导学生围绕病例提出问题、建立假设、收集资料、论证和修正假设、归纳总结等，提高学习能力，更好地理解、掌握学习内容。

【教学课时】

教学课时共 9 学时。

第一次指导课 3 学时，引出尺骨鹰嘴骨折病案，通过模拟临床问诊及模拟体格检查，提出诊断思路。

第二次指导课 3 学时，给出患者检查结果，明确诊断与治疗方法。

第三次指导课 3 学时，根据患者的临床表现，学习尺骨鹰嘴骨折的中医辨证及手术方案的选择。

以上各次指导课中学生自由讨论 90 min，学生分析总结 20 min，教师点评总结 10 min。

【教学建议】

（1）人数：参加学生以 6 ~ 8 人为宜。

（2）担任角色：小组长与记录员相对固定。

（3）学习时间分配：重点内容讨论时间约占 80 %，其余内容讨论时间约占 15 %，教师总结与点评时间约占 5 %。

（4）学习方式：课前准备、沟通协调、查找资料、参与讨论、积极表达、组织材料、总结概括、提出解决困难的对策、自我评估、改进提高。

（5）Tutor：准备病例、引导学生、点评讨论、改进教案。

（6）学生学习小结与自我评估：讨论结束后一周内每人交一篇小组讨论记录和自我评估，由小组长收齐送交指导老师。主要内容包括：讨论内容概要，参加讨论的感想、贡献，自己在组织材料和讨论中的优缺点，参与讨论时遇到的困难（知识面、技术面、情绪面等），今后可能采取的对策；也可评价讨论小组的整体水平、其他队员的参与度，如参与讨论的积极性、聆听态度、沟通协调、课前准备、表达能力等，作为成绩的参考及将来改进教案的参考。

指导课1

【患者的就诊情况】

患者蔡某，女，49岁，农民，自述2天前在家中背玉米时不慎摔倒，右侧肘关节着地，当即局部肿痛伴活动受限，无晕厥、心慌心悸、大汗淋漓等不适症状。未及时正规治疗，患肢逐渐肿胀，现为求进一步治疗遂至骨科门诊就诊。门诊拟"右肘尺骨鹰嘴骨折"收入骨科。入院症见：神清，精神差，右侧肘关节肿痛，伴活动受限，无双上肢放射麻木及疼痛，无发热恶寒，无头晕头痛，无心慌心悸，无大汗淋漓，纳寐差，二便调，近期体重未见明显变化。既往体健，无肝炎、伤寒、结核病等传染病史，无糖尿病、心脏病等病史，无输血史。未发现药物及食物过敏。

体格检查：舌质暗，苔薄白，脉弦；右侧肘关节明显瘀肿，肘后尺侧压痛明显，可触及骨擦感及异常活动，肘后三角关系正常，右上臂纵向叩击痛（＋），右上肢运动功能活动障碍，末梢血运可，手指活动正常。

【问题与思考】

（1）尺骨鹰嘴骨折患者的问诊内容有哪些？

（2）尺骨鹰嘴骨折时是否合并肘部其他性质的损伤，如肘部神经（尺神经、正中神经）损伤、恐怖三联征（肘关节后脱位，桡骨头、尺骨冠状突骨折）、骨筋膜室综合征等？

（3）该病的初步诊断应考虑什么？

（4）需要做哪些辅助检查以明确诊断？

【学习目标】

（1）掌握尺骨鹰嘴骨折患者四诊资料的收集方法。

（2）掌握尺骨鹰嘴骨折相关的体格检查方法。

（3）掌握尺骨鹰嘴骨折时是否合并肘部其他性质的损伤的鉴别方法。

【Tutor 参考重点】

尺骨鹰嘴骨折患者的问诊内容

（1）起病有无外伤及诱因。

（2）疼痛的部位及性质，有无伤口，肢体是否有肿胀（判定是否有骨筋膜室综合征形成）。

（3）检查局部情况有无异常，如肢体有无出现变硬、皮下瘀血、皮肤张力增加，有无张力性水泡形成。

（4）受伤部位有无异常，如肘关节功能活动、肘后三角关系、有无骨擦音等。

（5）检查肢端血液循环有无障碍。

（6）检查神经功能有无损伤。

（7）有无其他关节肿痛、变形和功能障碍等。

指导课2

【患者的辅助检查情况】

DR 右肘关节正侧位：右侧尺骨鹰嘴骨皮质连续性中断，断端稍分离移位，周围见小骨碎片，其余右肘关节组成骨骨质结构未见异常，肘关节在位，周围软组织肿胀。诊断结论：右侧尺骨鹰嘴骨折（见图1）。CT 右肘关节平扫＋三维成像：右肘关节未见脱位，右侧鹰嘴见多发透亮线影，可见多发骨碎片形成，部分骨碎片分离明显，周围软组织明显肿胀。诊断结论：右尺骨鹰嘴粉碎性骨折，伴周围软组织肿胀（见图2）。其他血常规及生化等实验室检查未见异常。

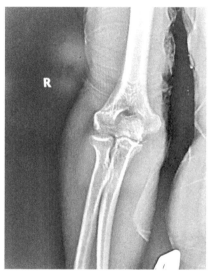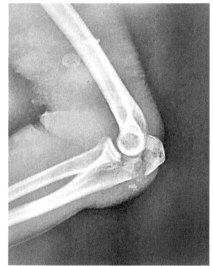

图1　DR右肘关节正侧位片

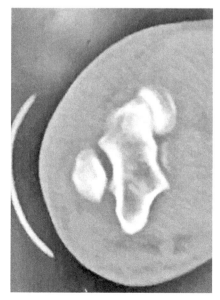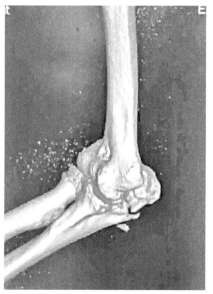

图2　CT平扫+三维重建

【问题与思考】

（1）尺骨鹰嘴骨折 X 线、CT 的影像学表现有哪些特点？

（2）尺骨鹰嘴骨折的临床表现和诊断要点有哪些？

（3）尺骨鹰嘴骨折应与哪些疾病进行鉴别诊断？

（4）尺骨鹰嘴骨折的院前急救处理需要注意什么？

（5）尺骨鹰嘴骨折常见的并发症有哪些？

【学习目标】

（1）熟悉尺骨鹰嘴骨折的病因、发病机制及发病率。

（2）熟悉尺骨鹰嘴骨折的临床表现、诊断及并发症。

（3）掌握 X 线、CT 在尺骨鹰嘴骨折诊断及治疗中的作用。

（4）掌握尺骨鹰嘴骨折保守治疗方法。

（5）掌握尺骨鹰嘴骨折手术治疗方法。

【Tutor 参考重点】

一、尺骨鹰嘴骨折的病因病机及流行病学研究

1. 病因病机

尺骨鹰嘴骨折是肘部常见损伤，其骨折多数由间接暴力造成。跌倒时，肘关节突然屈曲，同时肱三头肌强烈收缩，则发生尺骨鹰嘴撕脱骨折，近端被肱三头肌牵拉而向上移位。直接暴力亦可造成尺骨鹰嘴骨折，如肘后部受到直接遭受打击，或跌倒时肘后部着地而使鹰嘴直接撞击，常发生粉碎性骨折，但多数无明显移位。鹰嘴骨折线多数侵入半月切迹，为关节内骨折；少数撕脱的骨折片较小，骨折线可不侵入关节。

2. 流行病学研究

（1）成人多见，少年儿童亦可发生。成年人中，尺骨鹰嘴骨折发生率占上肢骨折的 10%，占前臂近端骨折的 20%。

（2）简单横行移位骨折最常见，占所有尺骨鹰嘴骨折发生率的 73.5%。

（3）患者平均年龄是 50～59 岁，男性骨折年龄较早于女性，发生率无明显差异。

二、尺骨鹰嘴骨折的临床表现、诊断及并发症

1. 临床表现

尺骨鹰嘴背侧变浅，骨折后局部肿胀明显。由于肘关节内积血，使肘关节两侧肿胀，隆起。压痛比较局限，有时候可触及骨折线。肘关节呈半屈状，伸屈功能障碍。X 线片可见明显骨折，能判断出骨折类型和移位程度。

2. 诊断

结合其临床表现和 X 线或 CT 检查可做出诊断。

3. 并发症

合并有肘部神经（尺神经、正中神经）损伤、恐怖三联征（肘关节后脱位，桡骨头、尺骨冠状突骨折）、骨筋膜室综合征等肘部其他部位损伤。

三、X 线、CT 检查在尺骨鹰嘴骨折诊断及治疗中的作用

1. X 线检查

本病首先选择 X 线右肘关节正侧位片。X 线检查对骨折的诊断和治疗具有重要的诊断价值。凡是怀疑为骨折者应该常规首选 X 线检查。X 线肘关节正侧位片是必须的，其不仅能确定骨折的存在，而且能准确判断骨折移位情况，为选择治疗方案提供依据。

2. CT 检查

本病选择右肘关节平扫，因为 CT 能清楚显示组织结构横断解剖的空间关系，而且密度分辨力高，可以区分密度差别小的脂肪、肌肉、软骨等，能显示细微的钙化和骨化，易于查出病灶，并能够确定其部位、范围、大小与结构。当 X 线诊断疑难时可以选用 CT 做进一步检查。

四、尺骨鹰嘴骨折的治疗

1. 治疗目的

（1）关节面解剖复位。（2）恢复半月切迹的长度。（3）恢复肘关节稳定性和活动度。（4）避免肘关节僵硬和出现其他并发症。

2. 手法复位保守治疗

（1）无移位骨折：不完全骨折无须复位，一经确诊，即可用上肢石膏托固定于功能位。3 ~ 4 周后拆除石膏，进行功能锻炼。（2）有移位骨折：在无麻醉下将肘关节旋于 130° ~ 140° 位，使肱三头肌放松。术者握紧伤肢的上臂，一手用鱼际抵于伤肢鹰嘴尖部，用力推按，使骨折对合复位后上肢伸 130°，用石膏托固定，3 周后开始功能锻炼。

3. 手术治疗

应用张力带钢丝、髓内钉、解剖接骨板等手术方法。

指导课3

【患者的治疗情况】

医生建议蔡某行手术治疗，同时予中医内外兼治、理疗。住院后医生给予蔡某行右尺骨鹰嘴骨折切开复位内固定术治疗；术后患者右肘关节肿痛及活动受限的症状较前缓解。复查DR右肘关节正侧位片提示尺骨鹰嘴骨折复位好，内固定位置好（见图3）。术口拆线出院，肿痛及活动受限明显缓解，恢复可。

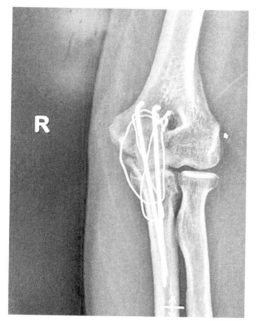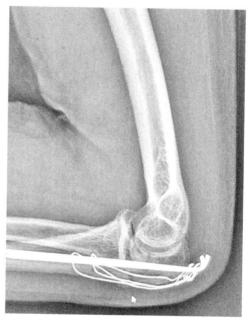

图3　DR右肘关节正侧位片提示断端对位对线可

【问题与思考】

（1）尺骨鹰嘴骨折的固定方法是什么？

（2）尺骨鹰嘴骨折手术治疗的适应证是什么？

（3）尺骨鹰嘴骨折手术治疗的方法如何选择？

（4）尺骨鹰嘴骨折手术治疗的风险有哪些？

（5）尺骨鹰嘴骨折的术后康复治疗及预防方法是什么？

【学习目标】

（1）掌握尺骨鹰嘴骨折手术治疗的适应证。

（2）掌握尺骨鹰嘴骨折手术治疗的方法。

（3）熟悉尺骨鹰嘴骨折手术治疗的风险及麻醉的选择。

（4）熟悉尺骨鹰嘴骨折术后康复治疗及预防方法。

【Tutor 参考重点】

一、尺骨鹰嘴骨折手术治疗的适应证

（1）手法复位后，关节面仍不平整者。（2）手法复位后，骨折裂隙仍大于 2 mm 者。（3）开放性鹰嘴骨折者，经彻底清创后，及时施行内固定术。（4）陈旧性鹰嘴骨折有功能障碍者。

二、尺骨鹰嘴骨折手术治疗的方法

（1）张力带钢丝。

（2）髓内钉。

（3）解剖接骨板。

三、尺骨鹰嘴骨折的手术风险及麻醉选择

（1）术中风险：神经损伤、肌肉损伤。

（2）术后风险：内固定失败、出现发热反应或感染等。

（3）麻醉：臂丛神经麻醉。

四、尺骨鹰嘴骨折术后康复治疗及预防方法

术后 3 周内只做指、腕关节屈伸活动，禁止肘关节屈伸活动；4 周后逐渐做肘关节主动屈伸锻炼，严禁暴力被动屈肘。此外，可以配合进行肩关节训练活动。

肱骨干骨折

导 言

【概述】

肱骨干骨折系指肱骨外科颈以下 1 ~ 2 cm 至肱骨髁上 2 cm 之间的骨折，多发于骨干的中部，其次为下部，上部最少，肱骨干中、下 1/3 骨折易合并桡神经损伤，下 1/3 骨折易发生骨不连。

本案例从一个以外伤后右上臂肿痛为主诉的患者切入，通过模拟临床医生收治患者的全过程，引导学生学会询问病史，进行全面的体格检查和必要的辅助检查，并以此为基础指导学生联系解剖、病理、诊断、药理、中医骨伤科学等学科，从多个角度及层面对病情进行综合分析，最终帮助学生建立系统规范的临证诊治思路。

【病例摘要】

患者唐同学，男，20 岁，6 小时前踢球时不慎摔倒，伤及右上臂，当即感右上臂疼痛剧烈，不敢活动，未做任何特殊处理。被同学送至医院就诊，门诊行右肱骨正侧位片提示"右肱骨干骨折"。为系统治疗，收入住院。

体格检查：右肱骨中下段肿胀、畸形，压痛，可触及骨擦感，末梢感觉血运可，右肩活动受限，外展上举 30°，其他关节活动自如。

右肱骨正侧位 X 线检查可见：右肱骨中段骨皮质不连续，肱骨中段骨折。结合患者的症状、体征及 X 线检查，医生告知唐同学所患疾病为"右肱骨干骨折"，鉴于其有肱骨干骨折移位，但无神经损伤表现，予施行手法复位、夹板外固定，并告知唐同学定期复查，注意观察左上肢末端血运及皮肤感觉障碍。在医生指导下进行功能锻炼。

【教学目标】

掌握：（1）病史询问、体格检查的四诊技能。（2）肱骨干骨折的临床表现、诊断与鉴别诊断。（3）掌握肱骨干骨折的中西医治疗方法。

熟悉：（1）肱骨的解剖。（2）肱骨干骨折的致伤机制。

了解：以患者为中心的人文关怀。

【教学内容】

基础医学：（1）肱骨干骨折的致伤原因及致伤机制。（2）肱骨干的生物力学及局部解剖结构。

临床医学：（1）外伤骨折患者的问诊技巧。（2）肱骨干上、中、下 1/3 骨折的移位机制。（3）X 线、CT 检查在肱骨骨折诊断中的作用。（4）肱骨干骨折的定义、致伤因素、临床表现、诊断标准及鉴别诊断。（5）肱骨干骨折不同治疗方案的适应证。（6）肱骨干骨折非手术治疗的方法。

医学人文：（1）肱骨干骨折的流行病学。（2）肱骨干骨折的预防及调护。

【教学重点及难点】

重点：肱骨干骨折的临床诊断与治疗。

难点：肱骨干骨折的闭合整复和外固定方法。

解决方法：通过 PBL 教学课程，引导学生围绕病例提出问题、建立假设、收集资料、论证和修正假设、归纳总结等，提高学习能力，更好地理解、掌握学习内容。

【教学课时】

共 6 学时。

第一次指导课 3 学时，引出肱骨干骨折病案，通过模拟临床问诊及模拟体格检查，提出诊断思路。

第二次指导课 3 学时，给出患者检查结果，明确诊断与治疗方法。根据患者的临床表现，学习肱骨干骨折的中医辨证及非手术治疗。

以上各次指导课中学生自由讨论 90 min，学生分析总结 20 min，教师点评总结 10 min。

【教学建议】

（1）人数：参加学生以 6 ~ 8 人为宜。

（2）担任角色：小组长与记录员相对固定。

（3）学习时间分配：重点内容讨论时间约占 80 %，其余内容讨论时间约占 15 %，教师总结与点评时间约占 5 %。

（4）学习方式：课前准备、沟通协调、查找资料、参加讨论、积极表达、组织材料、总结概括、解决困难的对策、自我评估、改进提高。

（5）Tutor：准备病例、引导学生、点评讨论、改进教案。

（6）学生学习小结与自我评估：讨论结束后一周内每人交一篇小组讨论记录和自我评估，由小组长收齐送交指导老师。主要内容包括：讨论内容概要，参加讨论的感想、贡献，自己在组织材料和讨论中的优缺点，参与讨论时遇到的困难（知识面、技术面、情绪面等），今后可能采取的对策；也可评价讨论小组的整体水平、其他队员的参与度，如参与讨论的积极性、聆听态度、沟通协调、课前准备、表达能力等，作为成绩的参考及将来改进教案的参考。

指导课1

【患者的就诊情况】

患者唐同学，男，20岁，6小时前踢球时不慎摔倒，伤及左上臂，当即感左上臂疼痛剧烈，不敢活动，未做任何特殊处理。被同学送至医院就诊，门诊行右肱骨正侧位片提示"右肱骨干骨折"。为系统治疗，收入住院。

体格检查：左肱骨中下段肿胀、畸形，压痛，可触及骨擦感，末梢感觉血运可，左肩活动受限，外展上举30°，其他关节活动自如。舌质淡，苔白，脉弦。

【问题与思考】

（1）上臂外伤患者的问诊内容有哪些？

（2）肱骨干上、中、下1/3骨折的移位机制是什么？

（3）肱骨干骨折的初步诊断应考虑什么？应与哪些疾病相鉴别？

（4）需要做哪些辅助检查以明确诊断？

【学习目标】

（1）掌握上臂外伤患者的四诊资料的收集方法。

（2）掌握骨折及筋伤相关的体格检查方法。

【Tutor 参考重点】

一、上臂外伤患者的问诊技巧

（1）有无外伤。外伤为骨折发生的最常见原因，当暴力直接或间接作用于肱骨干时，可能发生骨折。

（2）如何受伤。了解如何受伤对一个骨科医师判断疾病非常重要。根据外伤具体机制可以初步判断骨折类型、损伤程度等。

（3）既往有无类似外伤史，做过的检查和治疗情况。

（4）家族史：家族中有无骨肿瘤疾病患者。

二、初步体格检查及思维提示

（1）检查受伤部位有无异常。可见上臂出现成角畸形及短缩畸形，外伤处可见肢体肿胀，部分患者骨折处可听见骨擦音，有骨擦感。上臂功能受限，患者多用健手托扶患肢。

（2）检查神经功能有无损伤。肱骨干中上1/3骨折易造成桡神经损伤，需检查桡神经支配区的感觉与运动功能。

（3）检查桡动脉搏动有无减弱。肱骨骨折时容易损伤肱深动脉，肱深动脉损伤后桡动脉搏动可能减弱，需检查桡动脉搏动并且与健侧比较。

（4）检查有无伤口。

指导课2

【患者的检查及治疗情况】

左肱骨正侧位 X 线检查可见：左肱骨中段骨皮质不连续，肱骨中段骨折（见图1）。

结合症状、体征及 X 线检查，医生告知唐同学所患疾病为"左肱骨干骨折"，鉴于其有肱骨干骨折移位但无神经损伤表现，予施行手法复位、夹板外固定，并告知唐同学定期复查，同时注意观察左上肢末端血运及皮肤感觉障碍，并在医生指导下进行功能锻炼。

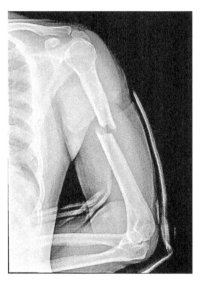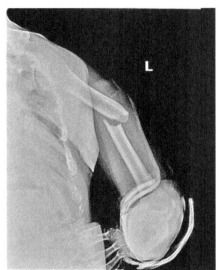

图1 DR肱骨干骨折正侧位片

【问题与思考】

（1）X 线、CT 检查在肱骨干骨折诊断及治疗中的作用是什么？

（2）肱骨干骨折的病因、致伤机制是什么？

（3）肱骨干骨折的治疗方法有哪些？

【学习目标】

（1）掌握 X 线、CT 检查在肱骨干骨折诊断及治疗中的作用。

（2）掌握肱骨干骨折的病因、致伤机制。

（3）熟悉肱骨干骨折的临床表现、诊断及鉴别诊断。

（4）熟悉肱骨干骨折的非手术治疗。

【Tutor 参考重点】

一、X 线、CT 检查在肱骨干骨折诊断及治疗中的作用

1. X 线检查

肱骨正侧位片（需包括肩关节、肘关节在内）不仅能确定骨折的存在，而且能准确判断骨折的移位情况，为选择治疗方案提供依据。

2. CT检查

CT能显示结构横断解剖的空间关系，而且密度分辨力高，可以区分密度差别小的脂肪、肌肉及软骨等，能显示细微的钙化和骨化，易于查出病灶，并能确定其部位、范围、大小与结构。当X线诊断有疑难时，可选用CT做进一步检查。

二、肱骨干骨折的病因及致伤机制

直接暴力、间接暴力、旋转暴力均可致肱骨干骨折。

1. 直接暴力

如打击伤、挤压伤或火器伤等，多发生于肱骨干中1/3处，多为横行骨折、粉碎性骨折或开放性骨折，有时可发生多段骨折。

2. 间接暴力

如跌倒时手或肘着地，地面反向暴力向上传导，与跌倒时体重下压暴力相交于肱骨干某部即发生斜行骨折或螺旋形骨折，多见于肱骨中下1/3处，此种骨折尖端易刺插于肌肉，影响手法复位。

3. 旋转暴力

如投掷手榴弹、标枪或翻腕赛扭转前臂时，多可引起肱骨中下1/3交界处骨折，所引起的肱骨骨折多为典型螺旋形骨折。

4. 致伤机制

肱骨干骨折后，由于骨折部位肌肉附着点不同、暴力作用方向及上肢体位的不同，肱骨干骨折可有不同的移位情况。如骨折于三角肌止点以上者，近侧骨折端受到胸大肌、大圆肌和背阔肌的牵拉作用向前、向内侧移位；远侧骨折端因三角肌的牵拉作用而向外、向上移位。如骨折于三角肌止点以下者，近侧骨折端因受三角肌和喙肱肌的牵拉作用而向外、向前移位；远侧骨折端受到肱二头肌和肱三头肌的牵拉作用，而发生向上重叠移位。如骨折于下1/3处，由于伤员常将前臂悬吊胸前，引起远侧骨折端内旋移位。手法整复时均要注意纠正（见表1）。

表1 肱骨干上、中、下1/3骨折的移位

骨折部位	骨折近端移位方向	骨折远端移位方向
上1/3（三角肌止点以上）	向前、向内移位	向上、向外移位
中1/3（三角肌止点以下）	向外、向前移位	向上移位
下1/3	多为成角、内旋移位	多为成角、内旋移位

三、肱骨干骨折的临床表现、诊断及鉴别诊断

1. 临床表现

（1）疼痛：表现为局部疼痛及传导叩痛等，一般均较明显。

（2）肿胀：完全骨折，尤其粉碎型骨折者局部出血可多至200 mL以上，加之创伤性反应，因此局部肿胀明显。

（3）畸形：在创伤后，患者多先发现上臂出现成角及短缩畸形，除不完全骨折外，一般多较明显。

（4）异常活动：多于伤后立即出现。

（5）血管神经损伤症状体征：患者神经干紧贴骨面走行，甚易被挤压或刺伤；周围血管亦有可能被损伤。因此在临床检查及诊断时务必对肢体远端的感觉、运动及桡动脉搏动等加以检查，并与对侧对比观察。

2. 诊断依据

（1）外伤史。

（2）局部肿胀、疼痛、异常活动、畸形等情况。

（3）肱骨正侧位片明确骨折部位及移位等情况。

3. 鉴别诊断

（1）病理性骨折。

（2）上臂软组织损伤。

四、肱骨干骨折的非手术治疗

（1）大多数肱骨干骨折可以采用非手术治疗。

（2）无移位的肱骨干骨折仅用夹板固定 3 ~ 4 周，早期进行功能锻炼。

（3）有移位的肱骨干骨折需及时行手法整复和夹板固定。

五、肱骨干骨折的预防与调护

（1）肱骨干骨折主要是由于外伤性因素引起，因此平时要注意安全。而本病预防的重点是要预防并发症的发生。肱骨干中下段骨折易合并桡神经损伤，在诊查及治疗时，应避免损伤。

（2）不同平面骨折，移位方向不同，须根据 X 线片进行复位固定。骨折端过度分离者易发生骨不连接形成假关节。

（3）骨折固定后早期进行上臂肌肉主动舒缩活动，并在伤后 2 ~ 3 周做肩、肘关节活动，防止关节功能障碍。

（4）中医外治、针灸及理疗。

（5）中药辨证施治。

（6）肩关节、肘关节功能锻炼。

肱骨外科颈骨折

导　言

【概述】

肱骨外科颈位于解剖颈下 2 ～ 3 cm，胸大肌止点以上，此处由松质骨向皮质骨过渡且稍细，是力学薄弱区，骨折较为常见，各种年龄均可发生，以老年人较多。肱骨外科颈骨折多伴有移位，且通常移位较为严重，应特别注意。

本案例从一个以外伤后左肩肿痛为主诉的患者切入，通过模拟临床医生收治患者的全过程，引导学生学会询问病史，进行全面的体格检查和必要的辅助检查，并以此为基础指导学生联系解剖、病理、诊断、药理、中医骨伤科学等学科，从多个角度及层面对病情进行综合分析，最终帮助学生建立系统规范的临证诊治思路。

【病例摘要】

患者唐某，女，62 岁。4 小时前下楼梯时不慎摔倒，左手掌撑地，当即感左肩疼痛剧烈，不敢活动，未做任何特殊处理。被家人送至医院就诊，为系统治疗，收入住院。

体格检查：左上臂近端肿胀明显，可见轻度畸形，畸形处压痛明显，可闻及骨擦音，可触及骨擦感，左上肢感觉无明显异常，左上臂主动活动明显受限，左肘、腕及手活动良好，左桡、尺动脉可触及，左手末梢血运好。

辅助检查：左肩关节正侧位 X 线检查可见：左肱骨外科颈骨皮质连续性中断，左肱骨大结节撕脱。

医生告知唐某所患疾病为"左肱骨外科颈骨折"，骨折断端呈粉碎性，并有左肱骨大结节撕脱，为恢复骨折断端连续性及骨折端稳定性，使患者患肢能早期活动，尽量避免骨折畸形愈合及相关并发症，医师给予行切开复位内固定术。

【教学目标】

掌握：（1）病史询问、体格检查的四诊技能。（2）肱骨外科颈骨折的临床表现、诊断与鉴别诊断。（3）掌握肱骨外科颈骨折的中西医治疗方法。

熟悉：肱骨外科颈骨折的致伤机制。

了解：以患者为中心的人文关怀。

【教学内容】

基础医学：（1）肱骨外科颈骨折的致伤原因及致伤机制。（2）肱骨外科颈的生物力学及局部解剖结构。

临床医学：（1）外伤骨折患者的问诊技巧。（2）肱骨外科颈骨折的移位机制。（3）X 线、CT、MRI 检查在肱骨外科颈骨折患者诊断中的作用。（4）肱骨外科颈骨折的定义、致伤机制、临床表现、诊断标准及鉴别诊断。（5）肱骨外科颈骨折不同治疗方案的适应证。（6）肱骨外科颈骨折非手术治疗及手术治疗的方法。

医学人文：（1）肱骨外科颈骨折的流行病学。（2）肱骨外科颈骨折的预防及调护。

【教学重点及难点】

重点：肱骨外科颈骨折的临床诊断与治疗方法。

难点：肱骨外科颈骨折的闭合整复和外固定方法。

解决方法：通过 PBL 教学课程，引导学生围绕病例提出问题、建立假设、收集资料、论证和修正假设、归纳总结等，提高学习能力，更好地理解、掌握学习内容。

【教学课时】

共 6 学时。

第一次指导课 3 学时，引出肱骨外科颈骨折病案，通过模拟临床问诊及模拟体格检查，提出诊断思路。

第二次指导课 3 学时，给出患者检查结果，明确诊断与治疗方法。根据患者的临床表现，学习肱骨外科颈骨折的中医辨证及非手术治疗。

以上各次指导课中学生自由讨论 90 min，学生分析总结 20 min，教师点评总结 10 min。

【教学建议】

（1）人数：参加学生以 6 ~ 8 人为宜。

（2）担任角色：小组长与记录员相对固定。

（3）学习时间分配：重点内容讨论时间约占 80 %，其余内容讨论时间约占 15 %，教师总结与点评时间约占 5 %。

（4）学习方式：课前准备、沟通协调、查找资料、参加讨论、积极表达、组织材料、总结概括、提出解决困难的对策、自我评估、改进提高。

（5）Tutor：准备病例、引导学生、点评讨论、改进教案。

（6）学生学习小结与自我评估：讨论结束后一周内每人交一篇小组讨论记录和自我评估，由小组长收齐送交指导老师。主要内容包括：讨论内容概要，参加讨论的感想、贡献，自己在组织材料和讨论中的优缺点，参与讨论时遇到的困难（知识面、技术面、情绪面等），今后可能采取的对策；也可评价讨论小组的整体水平、其他队员的参与度，如参与讨论的积极性、聆听态度、沟通协调、课前准备、表达能力等，作为成绩的参考及将来改进教案的参考。

指导课1

【患者的就诊情况】

患者唐某，女，62岁。4小时前下楼梯时不慎摔倒，左手掌撑地，当时即感左肩疼痛剧烈，不敢活动，未做任何特殊处理。被家人送至医院就诊，门诊行左肩关节正侧位X线片提示"左肱骨外科颈骨折"。为系统治疗，收入住院。

体格检查：左上臂近端肿胀明显，可见轻度畸形，畸形处压痛明显，可闻及骨擦音，可触及骨擦感，左上肢感觉无明显异常，左上臂主动活动明显受限，左肘、腕及手活动良好，左桡、尺动脉可触及，左手末梢血运好。

【问题与思考】

（1）肩部外伤患者的问诊技巧有哪些？

（2）肱骨外科颈骨折的致伤因素、移位机制是什么？

（3）该病的初步诊断应考虑什么？应与哪些疾病相鉴别？

（4）需要做哪些辅助检查以明确诊断？

【学习目标】

（1）掌握肩部外伤患者四诊资料的收集方法。

（2）掌握骨折及筋伤相关的体格检查。

（3）熟悉肱骨外科颈骨折的移位机制。

【Tutor 参考重点】

一、肩部外伤患者的问诊技巧

（1）有无外伤。外伤为骨折发生的最常见原因。当暴力直接或间接作用于骨时，可能发生骨折。

（2）如何受伤。了解如何受伤对一个骨科医师判断疾病非常重要。根据外伤具体机制可以初步判断骨折类型、损伤程度等。

（3）既往史。既往有无类似外伤史，做过的检查和治疗情况。

（4）家族史。家族中有无骨肿瘤疾病患者。

二、初步体格检查及思维提示

（1）检查受伤部位有无异常。可见肩部肿胀畸形，外伤处可见肢体肿胀，部分患者骨折处可听见骨擦音，有骨擦感。肩关节功能受限，患者多用健手托扶患肢。

（2）检查有无神经血管受压症状。

（3）检查有无伤口。

指导课2

【患者辅助检查的情况】

左肩关节正侧位 X 线检查可见：左肱骨外科颈骨皮质连续性中断，左肱骨大结节撕脱（见图 1）。医生告知唐某所患疾病为"左肱骨外科颈骨折"，骨折断端呈粉碎性，并有左肱骨大结节撕脱，为恢复骨折断端连续性及骨折端稳定性，使患者患肢能早期活动，尽量避免骨折畸形愈合及相关并发症，医师给予行切开复位内固定术（见图 2）。

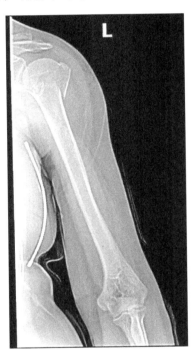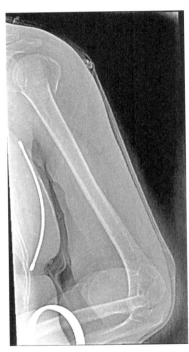

图1　DR肱骨外科颈骨折正侧位片

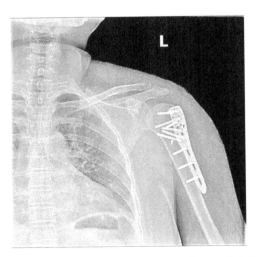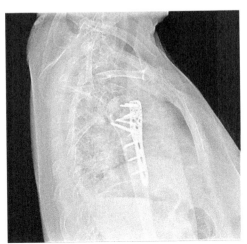

图2　术后DR肱骨外科颈骨折正侧位片

【问题与思考】
（1）肱骨外科颈骨折的病因是什么？
（2）肱骨外科颈骨折保守治疗的方法是什么？
（3）肱骨外科颈骨折手术治疗的适应证有哪些？

【学习目标】
（1）掌握 X 线、CT 在肱骨外科颈骨折诊断及治疗中的作用。
（2）熟悉肱骨外科颈骨折的病因、致伤机制。
（3）掌握肱骨外科颈骨折的临床表现、诊断及鉴别诊断。
（4）掌握肱骨外科颈骨折的非手术治疗及手术治疗。

【Tutor 参考重点】

一、X 线、CT 在肱骨外科颈骨折诊断及治疗中的作用

1. X 线检查
肩关节正侧位片不仅能确定骨折的存在，而且能准确判断骨折的移位情况，为选择治疗方案提供依据。
2. CT 检查
CT 能显示结构横断解剖的空间关系，而且密度分辨力高，可以区分密度差别小的脂肪、肌肉及软骨等，能显示细微的钙化和骨化，易于查出病灶，并能确定其部位、范围、大小与结构。当 X 线诊断有疑难时，可选用 CT 做进一步检查。

二、肱骨外科颈骨折的病因和分型

1. 病因
直接暴力、间接暴力均可致肱骨外科颈骨折，多为间接暴力所致。
（1）直接暴力：肩部外侧遭受直接暴力可引起骨折。
（2）间接暴力：如跌倒时手或肘着地，暴力沿肱骨干向上传导冲击引起骨折。
2. 分型
肱骨外科颈骨折的类型及致伤原因见表1。

表1　肱骨外科颈骨折的类型及致伤原因

骨折类型	受伤时体位	骨折近端移位方向	骨折远端移位方向	骨折端成角移位
外展型骨折	跌倒时上肢外展位	内收	外展	向外成角
内收型骨折	跌倒时上肢内收位	外展	内收	向内成角

三、肱骨外科颈骨折的临床表现、诊断要点及鉴别诊断

1. 临床表现
（1）疼痛：除外展型骨折外，多较明显，尤以活动时明显且伴有环状压痛及叩痛。
（2）肿胀：因骨折位于关节外，局部肿胀较为明显，以内收型为甚。
（3）活动受限。
（4）畸形：错位明显者患肢可出现短缩、成角畸形。
（5）血管损伤：肱骨近端骨折合并血管损伤者较为少见。一般以腋动脉损伤发生率最高。老年患者

由于血管硬化、血管壁弹性较差，较易发生血管损伤。动脉损伤后局部形成膨胀性血肿，疼痛明显。肢体苍白或发绀，皮肤感觉异常。

（6）臂丛神经损伤：肱骨近端骨折合并臂丛神经损伤，以腋神经受累最多，肩胛上神经、肌皮神经和桡神经损伤也偶有发生。腋神经损伤时，肩外侧皮肤感觉丧失，但测定三角肌纤维的收缩更为准确、可靠。

2. 诊断要点

（1）外伤史。

（2）局部肿胀、疼痛、异常活动、畸形。

（3）肩关节正侧位片明确骨折部位及移位情况。

3. 鉴别诊断

（1）病理性骨折。

（2）肩部软组织损伤。

四、肱骨外科颈骨折非手术治疗的方法

肱骨外科颈骨折易发生肩关节粘连，导致肩关节活动受限甚至僵硬。在处理肱骨外科颈骨折中，准确的整复、牢固的固定和尽可能早的功能锻炼是至关重要的措施。

无移位或轻度移位的肱骨外科颈骨折，不需整复骨折。尤其是老年患者的嵌插型骨折，只用三角巾悬吊伤肢，并加强功能锻炼即可。

对有骨折移位的青壮年患者，应使骨折移位整复满意。在手法复位满意后，一般儿童及青壮年均可使用外展架或肩穗形石膏加压塑形固定，以保证骨折端的正确对位。

五、肱骨外科颈骨折的手术治疗适应证

（1）外科颈骨折移位严重、复位后不稳定、手法整复外固定失败者。

（2）50 岁以下患者合并肱骨头粉碎性骨折者。

（3）合并肱骨大结节撕脱骨折有移位并与肩峰下部抵触者。

（4）不能复位的骺板骨折分离（肱二头肌长头嵌入）者。

（5）治疗较晚已不能复位的青枝骨折者。

六、肱骨外科颈骨折的预防与调护

（1）肱骨外科颈骨折是由于外伤因素引起，无有效的预防措施，注意生产生活安全、避免受伤是关键。

（2）不同类型的骨折，移位方向不同，须根据 X 线片进行复位固定。骨折端过度分离者易发生骨不连接形成假关节。

（3）骨折固定后早期进行伤肢肘、腕关节功能锻炼。

（4）中医外治、针灸及理疗。

（5）中药辨证施治。

第二节 下肢骨折

髌骨骨折

导 言

【概述】

髌骨系人体中最大的籽骨，呈三角形，底边在上而尖端在下，后面有软骨，全部是关节面。股四头肌腱连接髌骨上部，并跨过其前面，移行为髌下韧带止于胫骨结节。髌骨有保护膝关节、增强股四头肌力量的作用。髌骨骨折属于关节内骨折，是骨折后病中容易发生创伤性关节炎的病种之一。

本案例从一个以外伤致后膝关节肿胀、疼痛、活动受限为主诉的患者切入，通过模拟临床医生收治患者的全过程，引导学生学会询问病史，进行全面的体格检查和必要的辅助检查，并以此为基础指导学生联系解剖、病理、诊断、药理、中医骨伤科学等学科，从多个角度及层面对病情进行综合分析，最终帮助学生建立系统规范的临证诊治思路。

【病例摘要】

王某，男，40岁，职工，6小时前在上班途中，由于下雨路滑，骑电动车不慎摔倒，当即不能站立、行走，左膝肿胀、疼痛、活动受限，伤后遂被人送至医院急诊就诊。

体格检查：神清，精神差，表情痛苦，左膝肿胀、瘀斑明显、压痛，髌骨局部按压空虚，膝关节屈伸活动受限；膝关节无内外翻畸形，左下肢皮肤感觉正常，足背动脉可扪及搏动。舌质暗红，苔薄白，脉弦涩。各项化验检查未见异常。

辅助检查：左膝 DR、CT 检查结果提示髌骨骨折，骨折移位。

中医诊断：左膝髌骨骨折，气滞血瘀证；西医诊断：左膝髌骨骨折。住院后医生予行左髌骨骨折切开复位内固定术治疗，术后左膝胀痛、屈伸功能障碍等症状缓解，术后复查左膝 DR 及 CT 检查提示左髌骨骨折复位好，髌骨关节面平整，内固定位置好。术口拆线出院，可带支具行走活动。

【教学目标】

掌握：（1）髌骨的解剖结构。（2）髌骨骨折的临床表现、诊断与鉴别诊断。（3）髌骨骨折的病因病机。（4）髌骨骨折的并发症，中西医治疗方法，治疗方案的选择。

熟悉：髌骨骨折的术后康复治疗及预防。

了解：以患者为中心的人文关怀。

【教学内容】

基础医学：（1）髌骨骨折的解剖结构。（2）髌骨骨折的病因病机。

　　临床医学：（1）髌骨骨折的问诊技巧。（2）髌骨骨折分型的区别。（3）髌骨骨折的早、晚期并发症。（4）X 线、CT 检查在髌骨骨折诊断中的作用。（5）髌骨骨折的病因、临床表现及鉴别诊断。（6）髌骨骨折不同治疗方案的适应证。（7）髌骨骨折保守治疗的方法。（8）髌骨骨折手术方式的选择。

　　医学人文：（1）髌骨骨折的流行病学。（2）髌骨骨折的预防及预后。

【教学重点及难点】

　　重点：髌骨骨折的临床诊断、并发症与治疗。

　　难点：（1）髌骨骨折的治疗。（2）髌骨骨折的病因病机。（3）并发症在开放性、闭合性骨折的区别。

　　解决方法：通过 PBL 教学课程，引导学生围绕病例提出问题、建立假设、收集资料、论证和修正假设、归纳总结等，提高学习能力，更好地理解、掌握学习内容。

【教学课时】

　　共 9 学时。

　　第一次指导课 3 学时，引出髌骨骨折病案，通过模拟临床问诊及模拟体格检查，提出诊断思路。

　　第二次指导课 3 学时，给出患者检查结果，明确诊断与治疗方法。

　　第三次指导课 3 学时，根据患者的临床表现，学习髌骨骨折的中医辨证及手术方案的选择。

　　以上各次指导课中学生自由讨论 90 min，学生分析总结 20 min，教师点评总结 10 min。

【教学建议】

　　（1）人数：参加学生以 6～8 人为宜。

　　（2）担任角色：小组长与记录员相对固定。

　　（3）学习时间分配：重点内容讨论时间约占 80%，其余内容讨论时间约占 15%，教师总结与点评时间约占 5%。

　　（4）学习方式：课前准备、沟通协调、查找资料、参与讨论、积极表达、组织材料、总结概括、提出解决困难的对策、自我评估、改进提高。

　　（5）Tutor：准备病例、引导学生、点评讨论、改进教案。

　　（6）学生学习小结与自我评估：讨论结束后一周内每人交一篇小组讨论记录和自我评估，由小组长收齐送交指导老师。主要内容包括：讨论内容概要，参加讨论的感想、贡献，自己在组织材料和讨论中的优缺点，参与讨论时遇到的困难（知识面、技术面、情绪面等），今后可能采取的对策；也可评价讨论小组的整体水平、其他队员的参与度，如参与讨论的积极性、聆听态度、沟通协调、课前准备、表达能力等，作为成绩的参考及将来改进教案的参考。

指导课1

【患者的就诊情况】

王某，男，40岁，职工，6小时前在上班途中，由于下雨路滑，骑电动车不慎摔倒，当即不能站立、行走，左膝肿胀、疼痛、活动受限，伤后遂被人送至医院急诊就诊。

体格检查：神清，精神差，表情痛苦，左膝肿胀、瘀斑明显、压痛，髌骨局部按压空虚，膝关节屈伸活动受限；膝关节无内外翻畸形，左下肢皮肤感觉正常，足背动脉可扪及搏动。舌质暗红，苔薄白，脉弦涩。各项化验检查未见异常。

【问题与思考】

（1）髌骨骨折患者的问诊内容有哪些？如何从患者的问诊中还原患者的受伤机制？

（2）如何对髌骨骨折患者进行体格检查？

（3）膝关节损伤除了髌骨骨折，还有哪些常见的损伤，如何通过查体初步鉴别？

（4）需要做哪些辅助检查以明确诊断？

【学习目标】

（1）掌握髌骨骨折患者四诊资料的收集。

（2）掌握髌骨骨折相关的体格检查。

（3）掌握髌骨骨折分型的早期、晚期并发症的区别。

（4）熟悉髌骨骨折的病因病机。

【Tutor 参考重点】

一、髌骨骨折患者的问诊内容

（1）起病缓急，有无外伤史，疼痛的部位、程度、性质，持续或阵痛情况。

（2）是否有畸形、异常活动、骨擦音，活动后是否加重或缓解，休息后是否减轻。

（3）伴随症状或全身症状，如头晕、昏迷、乏力、出冷汗、出血、瘀斑和二便失禁，是否能站立活动等。

（4）有无其他关节或部位肿痛、变形和功能障碍。

（5）既往有无手术史、输血史、肿瘤病史或骨质疏松等，做过的检查和治疗情况。

（6）家族史，家族中有无遗传病、传染病。

二、髌骨骨折的分型

1. Rockwood 分型

（1）A 型：无移位骨折。

（2）B 型：横断骨折。

（3）C 型：下部或下极骨折。

（4）D 型：无移位粉碎性骨折。

（5）E 型：移位粉碎性骨折。

（6）F 型：垂直骨折。

（7）G 型：骨软骨骨折。

2.根据骨折线的方向和骨折机制分型

（1）横行骨折（包括斜行骨折）：约占所有髌骨骨折发生率的 2/3，为膝关节屈曲位，股四头肌强力收缩所致。

（2）粉碎性骨折：约占所有髌骨骨折发生率的 1/3，主要为直接暴力所致。

（3）纵行骨折：少见，骨折线多在外侧，当屈膝位同时有外翻动作时，髌骨被拉向外侧，在股骨外髁上形成支点而造成。

（4）撕脱骨折：较少见，多在髌骨下极，不涉及关节面。

3.根据骨折是否有移位分型

（1）无移位型：骨折端无移位，可有纵行、横行、斜行、边缘星状及粉碎等多种形态的骨折线出现。

（2）移位型：以髌骨的中 1/3 骨折为多见，骨折端分离，骨折远端可向前下方翻转。

4.根据关节内外骨折分型

（1）关节外骨折：①撕脱骨折；②关节外孤立骨折，分为简单骨折和粉碎性骨折。

（2）关节内骨折：①伸膝装置完整，分为简单骨折和粉碎性骨折；②伸膝装置破坏，分为关节内横行骨折、有伴发骨片的关节内横向骨折、关节内粉碎性骨折。

三、髌骨骨折并发症的诊断与处理（见表 1）

表1　髌骨骨折并发症的诊断与处理

并发症	早/晚期	诊断依据	处理
髌腱韧带断裂	早期	①外伤史；②膝关节肿胀明显、疼痛、畸形等；③压痛、骨擦音阳性、异常活动；④DR、CT提示骨折，MRI提示韧带断裂	消肿止痛，手术修复或重建，骨折内固定
合并膝关节脱位	早期	①髌骨骨折表现；②脱位征象：DR、CT提示脱位	消肿止痛，手术修复或重建，骨折内固定
侧副韧带损伤	早期	①髌骨骨折表现；②韧带损伤表现为瘀血斑、关节不稳、侧向挤压试验阳性改变	消肿止痛，骨折内固定，必要时手术修复韧带
创伤性关节炎	晚期	疼痛不缓解，不能负重活动，DR提示关节炎表现	手术
关节僵硬	晚期	疼痛不缓解，屈伸活动功能丧失	康复治疗或手术
骨折延迟愈合或不愈合	晚期	疼痛不缓解，不能负重活动，DR提示延迟愈合或不愈合	对无症状或症状轻微采用非手术治疗；明显症状的患者采用手术治疗
髌骨再骨折	晚期	再次骨折表现	短期内，再次外伤，造成再次骨折，若骨折后骨块分离大，髌旁腱膜组织撕裂，仍需切开复位内固定

指导课2

【患者辅助检查情况】

左侧膝关节侧、轴位 X 线片检查可见：左髌骨中 1/3 骨折，累及下极（见图1）。左侧股骨 CT 平扫和三维成像提示：左髌骨中 1/3 骨折，累及下极，骨折端呈粉碎性向外成角畸形（见图2）。MRI 检查提示：左膝血肿形成，膝关节周围韧带未见异常。

医生告知王某所患疾病为"髌骨骨折"，鉴于其目前肿胀明显，建议先试行保守治疗，予骨折手法整复＋石膏外固定治疗，嘱其禁止负重活动，行股四头肌、踝泵功能锻炼，同时予中药外治理疗，西药消肿止痛促进骨折愈合，专科护理治疗。

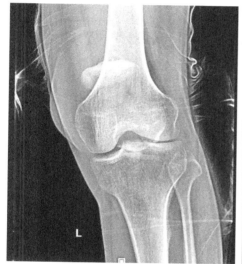
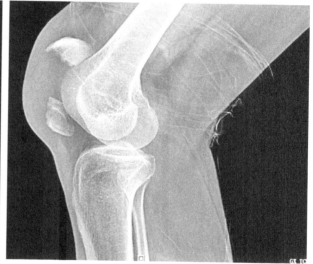

图1 受伤后膝关节DR正侧位片

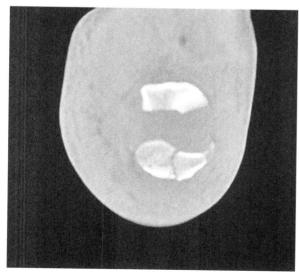
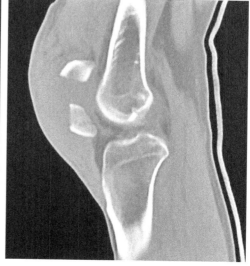

图2 受伤后膝关节CT正侧位片

【问题与思考】

（1）X 线、CT 及 MRI 检查在髌骨骨折诊断及治疗中的作用是什么？

（2）髌骨骨折的病因病机是什么？

（3）髌骨骨折的临床表现有哪些？如何诊断及鉴别诊断？

【学习目标】

（1）掌握 X 线、CT 及 MRI 检查在髌骨骨折诊断及治疗中的作用。

（2）掌握髌骨骨折的病因病机。

（3）掌握髌骨骨折的临床表现、诊断及鉴别诊断。

【Tutor 参考重点】

一、X 线、CT 及 MRI 检查在髌骨骨折诊断及治疗中的作用

1. X 线检查

患侧膝关节侧、轴位 X 线片可以明确诊断、分型。

2. CT 检查

本病在 CT 扫描上的主要表现为骨折线改变，同时可见骨折端移位、成角骨折块情况。CT 诊断对隐匿性、粉碎性骨折、术前准备有重要价值。

3. MRI 检查

MRI 检查能够很好地评估患侧膝关节重要组织（韧带、血管、神经、关节囊）损伤程度。除此之外，由于 MRI 较易获得整体图像，对于重要软组织不明确的患者，往往首先让其进行 MRI 检查，便于降低漏诊率。同时为无创检查，便于术者术前有整体的了解，以及患者容易接受。缺点主要是检查等待时间长，禁忌证及相对禁忌证多。有心脏起搏器者和体内有各种金属植入物的患者检查时要谨慎。此外由于 MRI 检查时间较长，幽闭恐惧症的患者应事先准备好相关药物。

二、髌骨骨折的病因病机及发病情况

1. 病因病机

髌骨骨折多由直接暴力或间接暴力所致，以后者多见。直接暴力所致者，多呈粉碎性骨折，髌骨两侧的股四头肌筋膜及关节囊一般尚完整，对伸膝功能影响较少；间接暴力所致者，由于膝关节在半屈曲位时跌倒，为了避免倒地，股四头肌强力收缩，髌骨与股骨滑车顶点密切接触成为支点，髌骨受到肌肉强力牵拉而骨折，骨折线多呈横形。髌骨两旁的股四头肌筋膜和关节囊破裂，两骨块分离移位，伸膝装置受到破坏，如不正确治疗，可影响伸膝功能。

2. 流行病学研究

（1）一般发病率：占骨折损伤发生率的 10 %。

（2）性别差异：无差异。

（3）年龄分布：常见于 30 ~ 50 岁的成年人，儿童极为少见。

（4）职业分布：见于各行各业。

（5）好发部位：髌骨中 1/3 及下极。

三、髌骨骨折的临床表现、诊断要点及鉴别诊断

1. 临床表现

伤后局部肿胀，瘀斑，疼痛，活动异常，关节活动受限。

2. 诊断要点

（1）有明显外伤史。

（2）体征：伤后局部肿胀、疼痛，膝关节活动受限。

（3）体格检查：膝关节不能自主伸直，常有皮下瘀斑及膝部皮肤擦伤。有分离移位时，可以摸到凹下呈沟状的骨折断端，可有骨擦音或异常活动。

（4）辅助检查：可拍膝关节侧、轴位 X 线片，以明确骨折的类型和移位情况。

3.鉴别诊断

（1）膝关节周围软组织损伤。

（2）股骨髁上或髁间骨折。

（3）胫骨平台骨折。

（4）十字韧带撕裂。

（5）病理性骨折。

（6）膝骨关节炎。

（7）风湿性关节炎。

（8）痛风性关节炎。

（9）膝关节结核。

（10）股骨远端或胫骨平台近端骨肿瘤。

指导课3

【患者的治疗情况】

　　王某住院治疗 5 天后，经保守治疗，肿痛症状明显缓解。医生再次做了详细的查体，DR 提示骨折端成角、移位无改变（见图 3），CT 提示骨折端关节面移位大于 0.5 cm（见图 4）。医生建议王某行骨折切开复位内固定术，术后患肢远端血运、感觉、活动正常，左膝腿肿痛症状逐渐消失，4 周后复查提示骨折端对位对线良好（见图 5），术口愈合，予拆线出院，现已能扶拐杖不负重活动。

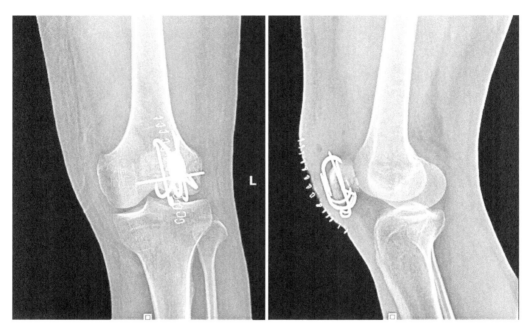

图3　术后膝关节正侧位DR片

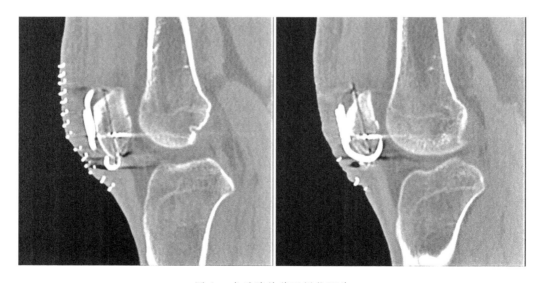

图4　术后膝关节正侧位CT片

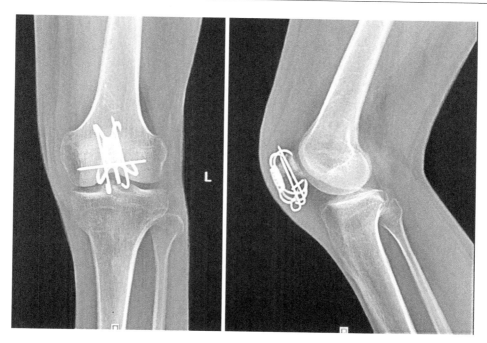

图5 术后1个月复查膝关节正侧位DR片

【问题与思考】
（1）髌骨骨折保守治疗的适应证有哪些？
（2）髌骨骨折中西医保守治疗的方法有哪些？
（3）髌骨骨折手术治疗的适应证有哪些？
（4）髌骨骨折手术治疗的风险有哪些？
（5）髌骨骨折的术后康复治疗及预防方法有哪些？

【学习目标】
（1）掌握髌骨骨折保守治疗的适应证。
（2）掌握髌骨骨折中西医保守治疗的方法。
（3）掌握髌骨骨折手术治疗的适应证。
（4）掌握髌骨骨折手术治疗的风险及麻醉的选择。
（5）掌握髌骨骨折的术后康复治疗及预防。

【Tutor 参考重点】

一、髌骨骨折保守治疗的适应证

治疗髌骨骨折时，要求恢复伸膝装置的功能，并保持关节面的完整光滑，防止创伤性关节炎的发生。
（1）无移位的髌骨骨折者。
（2）移位不大的裂纹骨折、星状骨折者。
可单纯采用石膏外固定或下肢支具或抱膝圈，固定膝关节于伸直位。适用于无移位髌骨骨折，不需手法复位，抽出关节内积血，包扎，用长腿石膏托或管型固定患肢于伸直位3～4周。

二、髌骨骨折中西医保守治疗的方法

（1）休息卧床，整复，外固定保护。
（2）中医外治，内服，理疗。

（3）西药消除局部炎症及水肿（静脉滴注）。

（4）中药辨证施治：早期可服新伤续断汤，中期服接骨丹，后期服健步虎潜丸。

（5）进行股四头肌、踝泵功能锻炼。

三、髌骨骨折的手术治疗

1. 适应证

（1）髌骨骨折超过 2 ~ 3 mm 移位，关节面不平整超过 2 mm，合并伸肌支持带撕裂骨折者。

（2）移位较大，手法整复有困难者。

（3）严重开放性骨折早期就诊者。

（4）合并有神经血管损伤，需手术探查及修复者。

（5）多发性损伤，为了减少治疗中的矛盾，便于治疗者。

（6）髌骨骨折断端间有软组织嵌入、粉碎性骨折、部位骨质缺失者。

2. 手术治疗的方法

（1）手术入路：切口有髌前正中切口、髌旁外侧切口、髌旁内侧切口、髌前横弧形切口 4 种。

（2）内固定材料：①克氏针＋张力带捆绑；②髌骨爪。

（3）手术步骤：

①麻醉平稳后，患者仰卧位，常规消毒铺单，取左膝前正中长约 8 cm 纵向切口，切开皮肤浅深筋膜，分离显露骨折处。

②术中可见髌骨骨折，呈粉碎性，关节腔可见有大量凝血块，髌腱膜于骨折处横断，手术清除骨折端处凝血块，将骨折复位后，暂用巾钳固定。于髌骨旁纵行切开关节囊，手指探查髌骨关节面复位良好。

③以先用爱希邦线（不可吸收）荷包样缝合，术中透视骨折端对位对线良好，关节面平整后，再用髌骨记忆合金张力钩固定。

④平行髌骨纵向钻入 2 枚克氏针，再以钢丝"8"字环绕绑扎，取 1-0 Dexon 线环绕髌骨缝扎 2 周以固定。

⑤用生理盐水充分冲洗关节腔及切口，用粗丝线缝合修补髌腱膜及关节囊。

⑥清点器械无误后缝合皮下组织及皮肤。手术顺利，术中出血不多，术后患者平安返回病房。

3. 手术风险及麻醉选择

（1）手术治疗风险：可能发生感染、再骨折、邻近重要血管或神经损伤、骨折无法解剖复位。

（2）术后风险：内固定失败、发热、电解反应及感染、切口感染导致骨髓炎、术后骨痂生长慢、股四头肌粘连、骨折愈合时间偏长。

（3）麻醉：全身麻醉、硬膜外神经阻滞麻醉、复合麻醉。

四、髌骨骨折术后康复治疗及预防

（1）注意调整抱膝圈扎带的松紧度或抓髌器螺旋盖的压力，过松则不能有效地维持对位，过紧则抱膝圈影响肢体的血循环，而抓髌器不能产生骨折自身模造效应。

（2）解除固定或内固定术后，为防止股四头肌肌肉萎缩或膝关节僵硬，可在床上行股四头肌、踝泵功能锻炼，活动 1 周即可扶双拐下地做患肢不负重的步行锻炼。若行内固定术，内固定稳定 2 周后可进行膝关节部分屈伸功能锻炼；如采用保守治疗，4 周后可开始屈伸功能锻炼，视情况拆除外固定。当复查 DR 提示骨折端有连续性骨痂时，患肢可循序渐进地增加负重。经观察证实骨折端稳定，可改用单拐行走（3 个月后），6 个月后才可弃拐行走。此时再进行 X 线检查。

（3）预防：外固定的松紧度调整，患肢放置在伸直位上，要注意股四头肌和踝、趾关节的功能锻炼，并防止皮肤发生压疮、腓总神经卡压损伤。

股骨粗隆间骨折

导 言

【概述】

股骨粗隆间骨折是股骨粗隆部大转子到小转子之间的连线出现骨折，临床上也叫转子间骨折。股骨粗隆间骨折常见于老年人，男性略多于女性，青壮年发病者较少，高龄患者长期卧床引起的并发症较多。由于粗隆部血运丰富，骨折后极少不愈合，但甚易发生髋内翻。骨折多为间接外力引起。下肢突然扭转、跌倒时强力内收或外展，或受直接外力撞击均可发生，因转子部骨质松脆，骨折多为粉碎性。老年人骨质疏松，当下肢突然扭转、跌倒便容易造成骨折。根据骨折线的方向和位置，临床上可分为三型：顺转子间型、反转子间型、转子下型。

本案例从一个以外伤后髋部局部疼痛、肿胀、压痛和活动功能障碍为主诉的患者切入，通过模拟临床医生收治患者的全过程，引导学生学会询问病史，进行全面的体格检查和必要的辅助检查，并以此为基础指导学生联系解剖、病理、诊断、药理、中医骨伤科学等学科，从多个角度及层面对病情进行综合分析，最终帮助学生建立系统规范的临证诊治思路。

【病例摘要】

患者李某，男，75岁，患者自诉于今日上午8点半左右不慎摔倒，右臀部先着地，跌伤致右髋部肿痛、活动受限，当即站立行走困难。无昏迷、呕吐，无气促、心悸，无二便失禁等症状。为求进一步治疗而由120救护车转送到医院急诊求诊，经急诊科初步检查收治后转送入骨科病房进一步治疗。入院症见：神清，精神欠佳，痛苦面容，右髋部肿痛，右髋稍屈曲内收、右下肢稍外旋畸形，活动受限，不能站立及行走，二便自控，卧平车送入院。既往史：患者有高血压病史，坚持服用硝苯地平缓释片治疗，近期血压控制满意。否认手术史及输血史；否认食物及药物过敏史；否认有家族性传染病史。

体格检查：右髋关节稍屈曲内收、右下肢短缩外旋畸形，右髋部稍肿胀，未见明显瘀点瘀斑，腹股沟中点附近压痛明显，纵向叩击痛（+），无放射痛，局部未及明显骨擦感，右髋关节活动功能障碍。患肢远端运动、感觉、血运正常。舌质紫暗，舌苔薄白、边有齿痕，脉弦涩。

辅助检查：DR右髋正位片（右髋侧位片因患者疼痛不能配合检查体位而未拍摄成功）提示：右股骨转子间见骨折线，骨折端稍移位，向外侧成角（颈干角变小），骨折线自大转子顶点开始，斜向内下方走行，达小转子部，小转子成为游离骨片，右髋关节未见脱位。

入院诊断：中医诊断为右股骨粗隆间骨折，气滞血瘀证；西医诊断为右股骨粗隆间骨折。

治疗经过：住院后医生给予患者进行卧床骨折牵引（复位及固定）、中药辨证施治及功能锻炼、预防并发症等治疗，治疗后患者骨折部疼痛症状稍缓解。

【教学目标】

掌握：（1）股骨粗隆间骨折的四诊技能。（2）股骨粗隆间骨折的临床表现、诊断与鉴别诊断。（3）股骨粗隆间骨折分型的病因病机。（4）股骨粗隆间骨折的并发症、中西医治疗方法。

熟悉：（1）股骨近端周围重要组织解剖、股骨粗隆间骨折的护理。（2）股四头肌锻炼、踝泵功能锻炼方法。

了解：以患者为中心的人文关怀。

【教学内容】

基础医学：（1）股骨粗隆间骨折的病因病机。（2）股骨近端的生物力学及局部解剖结构。

临床医学：（1）股骨粗隆间骨折的问诊内容。（2）股骨粗隆间骨折的分型。（3）股骨粗隆间骨折的并发症。（4）影像学检查在股骨粗隆间骨折患者诊断中的作用。（5）股骨粗隆间骨折病因、临床表现、诊断标准及鉴别诊断。（6）股骨粗隆间骨折治疗方案的适应证。（7）股骨粗隆间骨折保守治疗的指征和治疗方法。（8）股骨粗隆间骨折手术方式的选择。（9）股骨粗隆间骨折的预后及并发症。（10）股骨粗隆间骨折术前准备及常规处理要点。

医学人文：（1）股骨粗隆间骨折的流行病学。（2）股骨粗隆间骨折的预防及预后。

【教学重点及难点】

重点：股骨粗隆间骨折的临床诊断、并发症与治疗。

难点：（1）股骨粗隆间骨折的治疗。（2）股骨粗隆间骨折手术、保守治疗的选择。（3）稳定性、不稳定性处理的区别。（4）各期并发症的预防及处理。（5）股骨粗隆间骨折的功能锻炼。（6）中医药辨证施治在股骨粗隆间骨折治疗过程中的使用。

解决方法：通过 PBL 教学课程，引导学生围绕病例提出问题、建立假设、收集资料、论证和修正假设、归纳总结等，提高学习能力，更好地理解、掌握学习内容。

【教学课时】

共 9 学时。

第一次指导课 3 学时，引出股骨粗隆间骨折病案，通过模拟临床问诊及模拟体格检查，提出诊断思路。

第二次指导课 3 学时，给出患者检查结果，明确诊断与治疗方法。根据患者的临床表现，学习股骨粗隆间骨折的中医辨证及保守方案的选择。

第三次指导课 3 学时，根据患者的临床表现，学习股骨粗隆间骨折的手术方案的选择。

以上各次指导课中学生自由讨论 90 min，学生分析总结 20 min，教师点评总结 10 min。

【教学建议】

（1）人数：参加学生以 6 ~ 8 人为宜。

（2）担任角色：小组长与记录员相对固定。

（3）学习时间分配：重点内容讨论时间约占 80 %，其余内容讨论时间约占 15 %，教师总结与点评时间约占 5 %。

（4）学习方式：课前准备、沟通协调、查找资料、参与讨论、积极表达、组织材料、总结概括、提出解决困难的对策、自我评估、改进提高。

（5）Tutor：准备病例、引导学生、点评讨论、改进教案。

（6）学生学习小结与自我评估：讨论结束后一周内每人交一篇小组讨论记录和自我评估，由小组长收齐送交指导老师。主要内容包括：讨论内容概要，参加讨论的感想、贡献，自己在组织材料和讨论中的优缺点，参与讨论时遇到的困难（知识面、技术面、情绪面等），今后可能采取的对策；也可评价讨论小组的整体水平、其他队员的参与度，如参与讨论的积极性、聆听态度、沟通协调、课前准备、表达能力等，作为成绩的参考及将来改进教案的参考。

指导课1

【患者的就诊情况】

患者李某，男，75岁，患者自诉于今日上午8点半左右不慎摔倒，右臀部先着地，跌伤致右髋部肿痛、活动受限，当即站立行走困难，无昏迷、呕吐，无气促、心悸，无二便失禁等症状，为求进一步治疗而由120救护车转送到我院急诊求诊，经急诊科初步检查收治后转送入骨科病房进一步治疗。入院症见：神清，精神欠佳，痛苦面容，右髋部肿痛，右髋稍屈曲内收、右下肢稍外旋畸形，活动受限，不能站立及行走，二便自控，卧平车送入院。既往史：患者有高血压病史，坚持服用硝苯地平缓释片治疗，近期血压控制满意。否认手术史及输血史；否认食物及药物过敏史；否认有家族性传染病史。

体格检查：专科查体发现右髋关节稍屈曲内收、右下肢短缩外旋畸形，右髋部稍肿胀，未见明显瘀点瘀斑，腹股沟中点附近压痛明显，纵向叩击痛（＋），无放射痛，局部未及明显骨擦感，右髋关节活动功能障碍。患肢远端运动、感觉、血运正常。舌质紫暗，舌苔薄白、边有齿痕，脉弦涩。

【问题与思考】

（1）股骨粗隆间骨折患者的问诊技巧有哪些？

（2）如何检查患者损伤情况并做出初步判断？

（3）该病的初步诊断应考虑什么？

（4）需要做哪些辅助检查以明确诊断？

【学习目标】

（1）掌握股骨粗隆间骨折患者四诊资料的收集。

（2）掌握股骨粗隆间骨折相关的体格检查。

（3）熟悉下股骨粗隆间骨折的分型。

（4）熟悉股骨粗隆间骨折并发症的区别及临床意义。

【Tutor 参考重点】

一、股骨粗隆间骨折患者的问诊要点

1．外伤后大腿根局部疼痛、肿胀、压痛和功能障碍均较明显，有时髋外侧可见皮下瘀血斑，伤后患肢活动受限，不能站立、行走。

2．大粗隆部肿胀、压痛、伤肢有短缩，远侧骨折段处于极度外旋位，严重者可达90°外旋，还可伴有内收畸形。

二、股骨粗隆间骨折的分型

骨折多为间接外力引起。根据骨折线的方向和位置，临床上可分为三型：顺转子间型、反转子间型、转子下型。

1．顺转子间骨折

骨折线自大转子顶点开始，斜向内下方走行，达小转子部。根据暴力的情况不同，小转子或保持完整，或成为游离骨片，但股骨上端内侧的骨支柱保持完整，骨的支撑作用还比较好，髋内翻不严重，移位较少，远端因下肢重量而轻度外旋。粉碎型则小转子变为游离骨块，大转子及其内侧骨支柱亦破碎，髋内翻严重，远端明显上移，患肢呈外旋短缩畸形（见图 1）。

2. 反转子间骨折

骨折线自大转子下方斜向内上方走行，达小转子的上方。骨折线的走向与转子间线或转子间嵴大致垂直。骨折近端因外展肌与外旋肌的收缩而外展、外旋，远端因内收肌与髂腰肌的牵引而向内、向上移位（见图 2）。

3. 转子下骨折

骨折线经过大小转子的下方（见图 3）。其中，顺转子间粉碎型、反转子间骨折及转子下骨折者，均属不稳定型骨折。

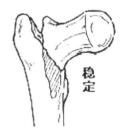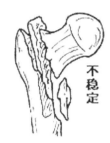

图1　顺转子间骨折

三、股骨粗隆间骨折的并发症诊断与处理

股骨粗隆间骨折的并发症主要是以往多行牵引保守治疗，能使大部分患者达到骨折愈合，但长时期的卧床易引发肺部感染、褥疮、泌尿道感染和下肢静脉血栓形成，其伤残率及病死率较高。

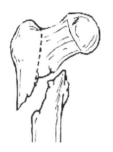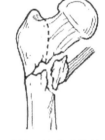

图2　反转子间骨折　　　图3　转子下骨折

四、股骨粗隆间骨折的流行病学

股骨粗隆间骨折是老年人常见损伤，患者平均年龄 70 岁，比股骨颈骨折患者高 5 ~ 6 岁。股骨粗隆间骨折可因间接暴力或直接暴力作用引起。因老年人骨质疏松，跌倒时下肢突然扭转或急剧过度外展或内收，或外力直接冲击大粗隆部，均可发生股骨粗隆间骨折。此处是骨囊性病变的好发部位之一，因此也可发生病理性骨折。因发病机制存在股骨粗隆部局部骨质疏松或骨量减少的因素，股骨粗隆间骨折常见于老年人，男性略多于女性，青壮年发病者很少见。由于股骨粗隆部的血运丰富，骨折后极少发生骨折不愈合，但很容易发生髋内翻畸形愈合而影响下肢正常行走和负重功能，而且高龄患者长期卧床引起的并发症较多导致死亡率高（病死率为 15 % ~ 20 %），并发症是决定治疗方法的重要考虑因素。

指导课2

【患者的辅助检查情况】

DR 右髋正位片（右髋侧位片因患者疼痛不能配合检查体位而未拍摄成功）提示，右股骨转子间见骨折线，骨折端稍移位，向外侧成角（颈干角变小），骨折线自大转子顶点开始，斜向内下方走行，达小转子部，小转子成为游离骨片，右髋关节未见脱位（见图4）。

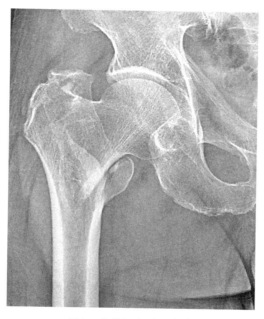

图4　术前DR右髋正位片

【问题与思考】

（1）影像学检查在股骨粗隆间骨折诊断及治疗中的作用是什么？

（2）股骨粗隆间骨折的病因病机是什么？

（3）股骨粗隆间骨折的临床表现有哪些，如何诊断及鉴别诊断？

【学习目标】

（1）掌握影像学检查在股骨粗隆间骨折诊断及治疗中的作用。

（2）掌握股骨粗隆间骨折的病因病机。

（3）熟悉股骨粗隆间骨折的临床表现、诊断要点及鉴别诊断。

【Tutor 参考重点】

一、影像学检查在股骨粗隆间骨折诊断及治疗中的作用

1. X 线检查

一般摄骨盆平片（或双髋正位片）患侧髋关节侧位（或蛙位）X 线片，以明确诊断、分型。

2. CT 检查

本病在 CT 扫描上主要表现为骨折线改变，同时可见骨折端移位、成角骨折块情况。CT 诊断对 X 线片检查下表现不明显的隐匿性骨折确诊率高，且对分析判断骨折移位具体情况、术前准备有重要价值。

3. B 超检查

B 超作为判断患肢静脉血栓情况的重要检查，对于临床有重要指导意义；同时检查迅速、简便，可床边检查；另外对于软组织肿块有很大的鉴别作用。

二、股骨粗隆间骨折分型的病因病机

骨折多为间接外力引起。下肢突然扭转、跌倒时强力内收或外展，或受直接外力撞击均可发生，骨折多为粉碎性。老年人骨质疏松，当下肢突然扭转、跌倒造成骨折。

三、股骨粗隆间骨折的临床表现、诊断要点及鉴别诊断

1. 临床表现

伤后局部疼痛、肿胀明显，患者不能站立或行走，患肢明显短缩、内收、外旋畸形。股骨转子部血运丰富，肿胀明显，有广泛的瘀斑，压痛点多在大转子处，预后良好。

2. 诊断要点

（1）患者多为老年人，伤后髋部疼痛，不能站立或行走。

（2）下肢短缩及外旋畸形明显，无移位的嵌插骨折或移位较少的稳定骨折，上述症状比较轻微。检查时可见患侧大粗隆升高，局部可见肿胀及瘀斑，局部压痛明显。叩击足跟部常引起患处剧烈疼痛。

（3）通常在粗隆间骨折局部疼痛和肿胀的程度比股骨颈骨折明显，而前者压痛点多在大粗隆部，后者的压痛点多在腹股沟韧带中点外下方。

（4）往往需经 X 线检查后才能确定诊断，并根据 X 线片进行分型。

3. 鉴别诊断

股骨粗隆间骨折和股骨颈骨折均多发于老年人，临床表现和全身并发症也大致相仿。但股骨转子部血运丰富，肿胀明显，有广泛的瘀斑，股骨粗隆间骨折压痛点多在大转子处，预后良好；而股骨颈骨折瘀肿症状较轻，压痛点在腹股沟中点，囊内骨折愈合较难。X 线片可明确诊断和骨折的分型。

指导课3

【患者的治疗情况】

李某住院治疗3天后，患肢肿胀消退、疼痛部分缓解。医生做了详细的检查，未发现合并严重的内科疾病，DR提示骨折端粉碎，成角、移位改变。医生建议李某行骨折复位内固定术。术后患肢远端血运、感觉、活动正常，患肢肿痛症状逐渐消失，2周后复查提示骨折端对位对线良好（见图5），术口愈合，予拆线出院，现已能扶拐杖进行部分负重活动。

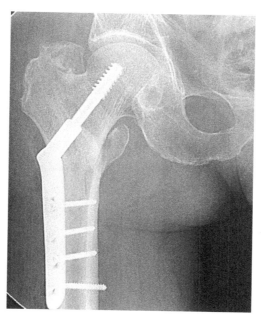

图5　术后复查的DR右髋正位片

【问题与思考】

（1）股骨粗隆间骨折保守治疗的适应证有哪些？

（2）股骨粗隆间骨折中西医保守治疗的方法有哪些？

（3）股骨粗隆间骨折手术治疗的适应证有哪些？

（4）股骨粗隆间骨折手术治疗的风险有哪些，如何进行麻醉的选择？

（5）股骨粗隆间骨折的术后康复治疗及预防应怎么做？

【学习目标】

（1）掌握股骨粗隆间骨折保守治疗的适应证。

（2）掌握股骨粗隆间骨折中西医保守治疗的方法。

（3）掌握股骨粗隆间骨折手术治疗的适应证。

（4）熟悉股骨粗隆间骨折手术治疗的风险及麻醉的选择。

（5）熟悉股骨粗隆间骨折的术后康复治疗及预防。

【Tutor 参考重点】

一、股骨粗隆间骨折的保守治疗

1. 适应证

（1）无移位的稳定型股骨粗隆间骨折者。

（2）有移位的骨折，经手法复位后达到功能复位，并且骨折较为稳定，不易再次移位者。

（3）有明确基础病，为手术禁忌证者。

2. 治疗原则

治疗股骨粗隆间骨折时，要求骨折端恢复功能复位，并保持骨折处固定，达到骨折愈合。

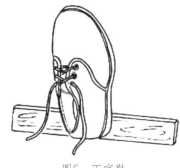

图6　丁字鞋

保守治疗根据患者治疗后有无可能下地行走可以归为 2 类方法。对于根本无法行走的患者，一般可穿"丁"字鞋或短期皮牵引，行止痛对症治疗，鼓励尽早坐起。对于有希望下地行走的患者，一般可采取股骨髁上或胫骨结节牵引，定期拍 X 线片，对复位和牵引重量酌情进行调整。如 X 线检查显示骨痂形成，改行皮牵引或穿"丁"字鞋固定 4 ~ 8 周（见图 6）。

3. 中西医保守治疗方法

（1）整复：无移位骨折无须整复，有移位骨折应采用手法整复（与股骨颈骨折同），亦可先行骨牵引，待 3 ~ 4 天缩短畸形矫正后，用手法将患肢外展内旋，以矫正髋内翻和外旋畸形。

（2）固定方法：无移位的骨折采用"丁"字鞋固定；有移位的骨折应采用持续牵引与外展夹板固定结合，牵引重量为 6 ~ 8 kg，固定患肢于外展中立位 6 ~ 8 周。

（3）药物治疗：根据骨折三期辨证用药。早期尤应注意采用活血化瘀、消肿止痛之品，对年老体衰、气血虚弱者，不宜重用桃仁、红花之类，宜用三七、丹参等活血止痛之品，使瘀祛而又不伤新血。后期宜补气血、壮筋骨，可内服八珍汤、健步虎潜丸等。局部瘀肿明显者，可外敷消肿止痛药膏，肿胀消退后，则外敷接骨续筋药膏。

（4）训练活动：固定期间，应鼓励患者早期在床上进行全身锻炼，嘱患者每天做踝关节屈伸运动与股四头肌舒缩锻炼。解除固定后，先在床上做髋、膝关节的功能活动，以后可扶双拐做不负重的步行锻炼，待 X 线片证实骨折愈合后方可逐步负重。

（5）预防和调护：早期护理重点在于预防心力衰竭、脑血管意外及肺梗死，故应及时观察生命体征的变化。在牵引期间，应防止发生肺炎及褥疮等并发症，保持病房空气流通，鼓励患者深呼吸，并经常拍背，进行骶尾部按摩。将患肢保持在外展位，防止内收和外旋。

二、股骨粗隆间骨折手术治疗

1. 适应证

不稳定骨折，年龄较大，又无明显手术禁忌证者，手术可使患者早期离床，减少并发症。年轻患者，为争取良好复位，亦可选用手术治疗。

2. 手术治疗的方法

（1）外固定支架：单臂外固定支架是一种介于手术和非手术的半侵入式穿针外固定方法，适用于合并多种疾病，不能耐受手术的高龄患者。

（2）多枚钉：多枚斯氏针固定最符合髋部生物力学要求，但由于其结构上的缺陷，有松动、脱针、对骨折断端无加压作用等缺点。为了克服以上弊端，现多用多枚空心螺钉替代。

（3）侧方钉板类。

（4）髓内钉系统。① Gamma 钉；②股骨近端髓内钉（PFN）；③ PFN-A；④ InterTan。

（5）人工假体置换术对高龄股骨粗隆间骨折预计其寿命在 10 年以内的病例，只要其身体情况可以耐受时，可以将骨水泥型人工假体置换手术作为一种治疗方式进行选择。

3. 股骨粗隆间骨折复位

（1）复位标准：前后位片可见到内侧皮质骨接触良好，且侧位 X 线片显示后侧皮质接触良好。

（2）复位方法：先试行手法复位，麻醉后，将患者放置于专用的牵引床上，下肢通过足部支架牢固固定，稍外展位沿下肢长轴方向牵引。如果内侧或后侧有裂纹或重叠，可进一步调整牵引或内外旋患肢位置达到标准复位。对于粉碎性骨折，远折端后倾，有时复位较困难，必要时行切开复位，使用持骨器，上提骨折远端纠正。

4. 股骨粗隆间骨折内固定

原则：有稳定的内固定，其稳定程度取决于骨质疏松程度、骨折类型、内固定的选择及术后患肢负重。

三、股骨粗隆间骨折的手术风险及麻醉选择

（1）手术风险：发生感染，再骨折，邻近重要血管、神经损伤，骨折无法解剖复位。

（2）术后风险：内固定失败，出现发热、电解反应及感染、切口感染导致骨髓炎，术后骨痂生长慢、骨折愈合时间偏长。

（3）麻醉：全身麻醉、硬膜外神经阻滞麻醉、复合麻醉。

四、股骨粗隆间骨折的术后康复治疗及预防

（1）注意术后肿胀观察，远端血运观察、术口观察。

（2）内固定术后，为防止股四头肌肌肉萎缩或膝关节僵硬，在床上行股四头肌、踝泵功能锻炼，术后尽早扶双拐下地做患肢部分负重的步行锻炼，有利于骨折端加压。当复查 DR 提示骨折端有连续性骨痂时，患肢可循序渐进地增加负重。经观察证实骨折端稳定，可改用单拐，6 个月后方可弃拐行走。此期间定时再进行 X 线检查。

（3）舒缩患肢肌肉，促进肿胀消退；要注意股四头肌和踝、趾关节的功能锻炼，并预防血栓形成。

股骨颈骨折

导　言

【概述】

股骨颈骨折常发生于老年人，造成老年人发生骨折的因素有两个，一是骨质疏松骨强度下降，加之股骨颈上区滋养血管孔密布，均可使股骨颈生物力学结构削弱，使股骨颈脆弱；二是因老年人髋周肌群退变，反应迟钝，不能有效地抵消髋部有害应力，加之髋部受到应力较大（体重 2 ~ 6 倍），局部应力复杂多变，因此不需要多大的暴力，如平地滑倒、由床上跌下或下肢突然扭转，甚至在无明显外伤的情况下都可以发生骨折。而青壮年股骨颈骨折，往往是由于严重损伤如车祸或高处跌落致伤。因过度过久负重劳动或行走而逐渐发生骨折者，称之为疲劳骨折。

本案例从一个不慎摔倒后髋部疼痛、不能自主站立行走为主诉的患者切入，通过模拟临床医生收治患者的全过程，引导学生学会询问病史，进行全面的体格检查和必要的辅助检查，并以此为基础指导学生联系解剖、病理、诊断、药理、中医骨伤科学等学科，从多个角度及层面对病情进行综合分析，最终帮助学生建立系统规范的临证诊治思路。

【病例摘要】

患者王某某，女，65 岁，自诉于家中因行走时不慎失控摔倒，左侧臀部着地，致左髋疼痛，伤后自行起身困难，长时间卧地后勉强能爬回床上卧床休息至当日傍晚，在家人陪同下地时，感觉左髋部疼痛剧烈，行走困难，并见疼痛等症状进行性加重，遂由家人护送到医院急诊科拍片检查，经急诊拟收治入院。入院症见：平车入院，神清，面容痛苦，左髋稍屈曲内收畸形，左髋部稍肿胀、疼痛、活动功能障碍；无头晕头痛，无恶心呕吐，二便自调。既往体健。否认手术史及输血史；否认食物及药物过敏史；否认有家族性传染病史。

体格检查：左髋关节稍屈曲内收畸形，左髋处稍肿胀，未见明显瘀点瘀斑，腹股沟中点附近压痛明显，纵向叩击痛（＋），无放射痛，局部未及明显骨擦感，髋关节活动功能障碍，患肢远端运动、感觉、血运正常。

辅助检查：DR 骨盆平片、DR 左髋关节正侧位片提示左侧股骨颈头下部位可见横行带状高密度影，股骨颈缩短，左髋关节未见脱位。

入院诊断：中医诊断为骨折，气滞血瘀证；西医诊断为左股骨颈骨折。

治疗经过：行左下肢皮套牵引、中药外治及西药止痛等治疗，排除手术禁忌后行骨折闭合复位、空心加压螺钉内固定术。术后患肢远端血运、感觉、活动正常，2 周后复查提示骨折端对位对线良好，术口愈合，予拆线出院，现已能扶拐杖进行部分负重活动。

【教学目标】

掌握：（1）股骨颈骨折的四诊技能。（2）股骨颈骨折的临床表现、诊断与鉴别诊断。（3）股骨颈骨折的病因病机及分型。（4）股骨颈骨折的并发症、中西医治疗方法。

熟悉：股骨颈部位周围重要组织解剖、股骨颈骨折的护理。

了解：以患者为中心的人文关怀。

【教学内容】

基础医学：（1）股骨颈骨折的病因病机。（2）股骨颈的生物力学及局部解剖结构。

临床医学：（1）股骨颈骨折的分型。（2）股骨颈骨折的并发症。（3）影像学在股骨颈骨折患者诊断中的作用。（4）股骨颈骨折的病因、临床表现、诊断标准及鉴别诊断。（5）股骨颈骨折治疗方案的适应证。（6）股骨颈骨折保守治疗的指征和治疗方法。（7）股骨颈骨折手术方式的选择。（8）股骨颈骨折骨骨折的预后及并发症。

【教学重点及难点】

重点：股骨颈骨折的临床诊断、并发症与治疗。

难点：（1）股骨颈骨折的治疗。（2）股骨颈骨折手术、保守治疗的选择。（3）不同骨折分型处理的区别。（4）股骨颈骨折并发症的预防及处理。（5）股骨颈骨折的功能锻炼。（6）中医药辨证施治在股骨颈骨折治疗过程中的使用。

解决方法：通过 PBL 教学课程，引导学生围绕病例提出问题、建立假设、收集资料、论证和修正假设、归纳总结等，提高学习能力，更好地理解、掌握学习内容。

【教学课时】

共 9 学时。

第一次指导课 3 学时，引出股骨颈骨折病案，通过模拟临床问诊及模拟体格检查，提出诊断思路。

第二次指导课 3 学时，给出患者检查结果，明确诊断与治疗方法。根据患者的临床表现，学习股骨颈骨折的中医辨证及保守方案的选择。

第三次指导课 3 学时，根据患者的临床表现，学习股骨颈骨折的手术方案的选择。

以上各次指导课中学生自由讨论 90 min，学生分析总结 20 min，教师点评总结 10 min。

【教学建议】

（1）人数：参加学生以 6 ~ 8 人为宜。

（2）担任角色：小组长与记录员相对固定。

（3）学习时间分配：重点内容讨论时间约占 80%，其余内容讨论时间约占 15%，教师总结与点评时间约占 5%。

（4）学习方式：课前准备、沟通协调、查找资料、参与讨论、积极表达、组织材料、总结概括、提出解决困难的对策、自我评估、改进提高。

（5）Tutor：准备病例、引导学生、点评讨论、改进教案。

（6）学生学习小结与自我评估：讨论结束后一周内每人交一篇小组讨论记录和自我评估，由小组长收齐送交指导老师。主要内容包括：讨论内容概要，参加讨论的感想、贡献，自己在组织材料和讨论中的优缺点，参与讨论时遇到的困难（知识面、技术面、情绪面等），今后可能采取的对策；也可评价讨论小组的整体水平、其他队员的参与度，如参与讨论的积极性、聆听态度、沟通协调、课前准备、表达能力等，作为成绩的参考及将来改进教案的参考。

指导课1

【患者的就诊情况】

患者王某某，女，65岁，自诉于家中因试图从床边移动至身旁座椅上时不慎失控摔倒，左侧臀部着地，致左髋疼痛，当时无头晕头痛，无恶心呕吐症状，伤后自行起身困难，长时间卧地后勉强能爬回床上卧床休息至当日傍晚，在家人陪同下地时，感觉左髋部疼痛剧烈，行走困难，并见症状进行性加重，遂由家人护送至医院就诊检查，经急诊检查后收治入院。入院症见：平车入院，痛苦面容，患者神清，左髋稍屈曲内收畸形，左髋部稍肿胀、疼痛，活动功能障碍，无头晕头痛，无恶心呕吐，二便自调。体格检查：左髋关节稍屈曲内收畸形，左髋处稍肿胀，未见明显瘀点瘀斑，腹股沟中点附近压痛明显，纵向叩击痛（＋），无放射痛，局部未及明显骨擦感，髋关节活动功能障碍，患肢远端运动、感觉、血运正常。

【问题与思考】

（1）如何根据患者的损伤情况做出初步判断？

（2）该病的初步诊断应考虑什么？

（3）需要做哪些辅助检查以明确诊断？

【学习目标】

（1）掌握股骨颈骨折患者的体格检查。

（2）熟悉股骨颈骨折的分型。

（3）熟悉股骨颈骨折的并发症。

【Tutor 参考重点】

一、股骨颈骨折的分型

1. 按骨折部位分型

股骨颈骨折分为头下型、头颈型、经颈（颈中）型和基底型。前三型骨折的骨折线位于髋关节囊内，称囊内骨折；基底型骨折线位于囊外，称囊外骨折。

（1）头下型：骨折线完全位于股骨头下，整个股骨颈均在骨折远端，股骨头可在髋臼和关节囊内自由转动。这类骨折在老年患者中最为多见，因股骨头血供损伤严重，即使圆韧带动脉存在，也只能供给圆韧带凹附近小范围骨质血运；而圆韧带动脉随年龄的增长而逐渐退化，甚至闭塞。因此，这类骨折愈合困难，股骨头发生缺血坏死发生率高，预后差。

（2）头颈型：即股骨颈斜行骨折。由于股骨颈骨折多系扭转暴力所致，故真正的头下型和颈中型均属少见，而多数头下型骨折均带有一块大小不等的股骨颈骨折块，使骨折线呈斜行。此型骨折难以复位，复位后稳定性亦差，对股骨头血供的破坏仅次于头下型。

（3）经颈（颈中）型：全部骨折面均通过股骨颈，实际上此型较少见，在老年患者中更少见，甚至有学者认为不存在此型。X线显示的经颈骨折往往是一种假象，经重复摄片分析，时常被证实为头颈型。

（4）基底型：骨折线位于股骨颈基底。骨折端血运良好，复位后易保持稳定，骨折容易愈合，预后良好，故有部分学者将其列入转子部骨折。

2.按骨折损伤程度分型（Garden 分型）

（1）Ⅰ型为不完全骨折。

（2）Ⅱ型为完全骨折但无移位。

（3）Ⅲ型为骨折有部分移位，股骨头外展，股骨颈段轻度外旋及上移。

（4）Ⅳ型为骨折完全移位，股骨颈段明显外旋和上移。

Ⅰ型、Ⅱ型者因为骨折断端无移位或移位程度较轻，骨折损伤程度较小，属于稳定型骨折；Ⅲ型、Ⅳ型者因骨折断端移位较多，骨折损伤较大，属于不稳定骨折（见图1至图4）。

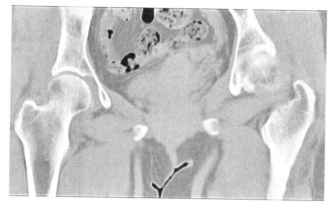

图1 CT髋关节平扫，右股骨颈骨折，Garden Ⅰ型

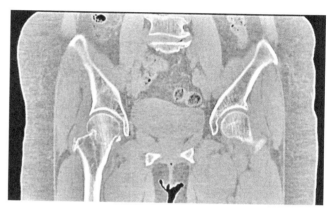

图2 CT骨盆平扫，右股骨颈骨折，Garden Ⅱ型

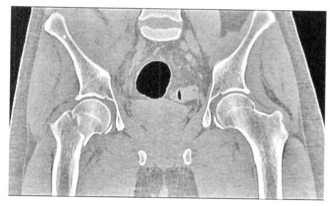

图3 CT骨盆平扫，右股骨颈骨折，Garden Ⅲ型

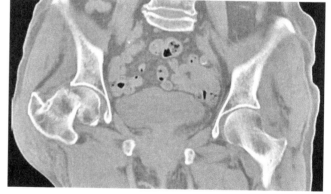

图4 CT髋关节平扫，右股骨颈骨折，Garden Ⅳ型

二、股骨颈骨折的并发症

1.股骨颈骨折不愈合

股骨颈骨折发生不愈合比较常见，不愈合率为7%～15%，在四肢骨折中发生率最高。

2.股骨头缺血坏死

股骨头缺血坏死是股骨颈骨折常见的并发症，近年来随着医疗技术的发展，骨折愈合率可达90%以上，但股骨头缺血坏死率迄今仍未见明显下降。

指导课2

【患者的辅助检查情况】

DR 骨盆平片、DR 左髋关节正侧位片提示，左股骨颈短缩，股骨颈头下部位局部见骨皮质断裂，骨小梁嵌插、模糊。诊断结论：考虑左侧股骨颈骨折，请结合临床。其他血常规及生化等实验室检查未见异常。

【问题与思考】

（1）X 线、CT 检查在股骨颈骨折诊断及治疗中的作用是什么？

（2）股骨颈骨折的病因病机是什么？

（3）股骨颈骨折的临床表现有哪些，如何诊断及鉴别诊断？

【学习目标】

（1）掌握 X 线、CT 检查在股骨颈骨折诊断及治疗中的作用。

（2）掌握股骨颈骨折的病因病机。

（3）掌握股骨颈骨折的临床表现、诊断及鉴别诊断。

【Tutor 参考重点】

一、X 线、CT 检查在股骨颈骨折诊断及治疗中的作用

1. X 线检查

骨盆平片（双髋正位）或患侧髋关节正位、侧位（必要时蛙位）X 线片，以明确诊断、分型。

2. CT 检查

本病在 CT 扫描上的主要表现为有骨折线改变，同时可见骨折端移位、成角骨折块情况。CT 诊断对隐匿性骨折、青枝骨折、术前准备有重要价值。

二、股骨颈骨折的病因病机及发病率

1. 病因病机

股骨颈骨折常发生于老年人，女性略多于男性，随着人们寿命的延长，其发病率日渐增高。由于股骨颈部细小，处于疏松骨质和致密骨质交界处，负重量大，又因老年人肝肾不足，筋骨衰弱，骨质疏松，即使受轻微的直接外力或间接外力，如平地滑倒（髋关节旋转内收，臀部着地）便可引起骨折。青壮年、儿童发生股骨颈骨折较少见，若发生股骨颈骨折，必因遭受强大暴力所致，如车祸、高处跌落等。此种股骨颈骨折患者，常合并有其他骨折，甚至内脏损伤。股骨颈骨折若按其部位的不同，可分为头下部、颈中部和基底部骨折三种。

2. 流行病学研究

股骨颈骨折发病率逐年上升，老年人所占比例最高，青壮年男性比例高于女性，老年人女性高于男性。

三、股骨颈骨折的临床表现、诊断要点及鉴别诊断

1. 临床表现

老年人跌倒后诉髋部疼痛，不敢站立和行走，应首先考虑到有股骨颈骨折的可能。有移位的骨折伤肢外旋、缩短，髋、膝关节轻度屈曲。囊内骨折足外旋 45°～60°，囊外骨折则外旋角度较大，常达 90°，并可扪及大粗隆上移。伤后髋部除有疼痛外，腹股沟附近有压痛，在患肢足跟部或大粗隆部有叩击痛。局部可有轻度肿胀，但囊内骨折由于有关节囊包裹，局部血液供应较差，其外为厚层肌肉，故肿胀瘀斑常不明显，患髋功能障碍，不能站立行走，但有部分嵌入骨折仍可短时站立或跛行。对此类患者要特别注意，不要因遗漏诊断而使无移位的稳定骨折变为有移位的不稳定骨折。

2. 诊断要点

（1）既往史：有典型外伤史。

（2）体征：伤后局部肿胀、疼痛、压痛、畸形、短缩。

（3）体格检查。

①畸形。患肢多有轻度屈髋屈膝及外旋畸形。

②疼痛。髋部除有自发疼痛外，移动患肢时疼痛更为明显。在患肢足跟部或大粗隆部叩打时，髋部也感疼痛，在腹股沟韧带中点下方常有压痛。

③肿胀。股骨颈骨折多系囊内骨折，骨折后出血不多，又有关节外丰厚肌群的包围，因此，外观上局部不易看到肿胀。

④功能障碍。移位骨折患者在伤后不能坐起或站立，但也有一些无移位的线状骨折或嵌插骨折病例，在伤后仍能走路或骑自行车。对此类患者要特别注意，不要因遗漏诊断使无移位的稳定骨折变成移位的不稳定骨折。发生移位骨折的患者，其远端受肌群牵引而向上移位，因而患肢变短。

⑤患侧大粗隆升高。表现在：①大粗隆在髂－坐骨结节联线之上；②大粗隆与髂前上棘间的水平距离缩短，短于健侧。

（4）辅助检查：摄髋关节正侧位 X 线片可明确骨折部位、类型和移位情况，对确定治疗方案及预后均有帮助。

3. 鉴别诊断

（1）需与外伤性髋关节脱位相鉴别：一般髋关节脱位多见于青壮年人，而股骨颈骨折多见于老年人。此外，髋关节后方脱位时肢体呈内旋，前方脱位则下肢外旋为甚；在脱位时肢体短缩较明显。股骨颈可在异常位置触到股骨头。X 线片可帮助鉴别。

（2）需与股骨粗隆间骨折相鉴别：股骨粗隆间骨折和股骨颈骨折的受伤姿势、临床表现大致相同，两者容易混淆，应注意鉴别诊断。一般说来，粗隆间骨折因局部血运丰富、肿胀、瘀斑明显，疼痛亦较剧烈，均比股骨颈骨折严重；前者的压痛点多在大粗隆部，后者的压痛点多在腹股沟韧带中点的外下方。X 线片可帮助鉴别。

指导课3

【患者的治疗情况】

王某某住院治疗 5 天后，经左下肢皮套牵引、中药外治及西药止痛等治疗后，疼痛症状缓解，但仍不能下地站立及活动。医生再次做了详细的检查，DR 提示骨折端移位改变、骨折线位于股骨颈头下部；CT 提示骨折端对位不佳、骨折端嵌插移位。医生建议王某某行骨折闭合复位＋空心加压螺钉内固定术。术后患肢远端血运、感觉、活动正常，2 周后复查提示骨折端对位对线良好，术口愈合，予拆线出院。现已能扶拐杖进行部分负重活动。

【问题与思考】

（1）股骨颈骨折保守治疗的适应证有哪些？

（2）股骨颈骨折中西医保守治疗的方法有哪些?

（3）股骨颈骨折手术治疗的适应证有哪些?

（4）股骨颈骨折手术治疗的风险有哪些?

（5）股骨颈骨折术后如何进行康复治疗及预防?

【学习目标】

（1）掌握股骨颈骨折保守治疗的适应证。

（2）掌握股骨颈骨折中西医保守治疗的方法。

（3）掌握股骨颈骨折的手术治疗适应证。

（4）掌握股骨颈骨折手术治疗的风险及麻醉的选择。

（5）熟悉股骨颈骨折的术后康复治疗及预防。

【Tutor 参考重点】

一、股骨颈骨折保守治疗的适应证

（1）无移位的股骨颈骨折者。

（2）有移位的骨折，经手法复位后达到功能复位，并且骨折较为稳定，不易再次移位者。

（3）有明确基础病，为手术禁忌证者。

二、股骨颈骨折的中西医保守治疗方法

应按照骨折的时间、类型和患者的全身情况等决定治疗方案。新鲜无移位骨折或嵌插骨折不需复位，但患肢应制动。

1. 整复方法

（1）屈髋屈膝法：患者仰卧，助手固定其骨盆，施术者握住患者腘窝，并使其膝、髋均屈曲 90°，向上牵引，纠正缩短畸形。然后伸髋内旋外展以纠正成角畸形，并使折面紧密接触。复位后可做手掌试验，如患肢外旋畸形消失，表示已复位。

（2）牵引复位法：为了减少对软组织的损伤，保护股骨头的血运，目前多采用骨牵引逐步复位法。若经骨牵引 1 周左右仍未复位，可采用上述手法整复剩余的轻度移位。

2.固定方法

无移位或嵌插型骨折患者，可让其卧床休息，将患肢置于外展、膝关节轻度屈曲、足中立位。为防止患肢外旋，可在患足穿带有横木板的"丁"字鞋。亦可用轻重量的皮肤牵引固定 6 ~ 8 周。在固定期间应嘱咐患者做到"三不"：不盘腿，不侧卧，不下地负重。有移位的新鲜股骨颈骨折患者，可采用股骨髁上骨牵引。

3.药物治疗

早期宜活血化瘀、消肿止痛，方用桃红四物汤加三七等，若有大便秘结、脘腹胀满等症，可酌加枳实、大黄等通腑泄热。中期宜舒筋活络、补养气血，方用舒筋活血汤。后期宜补益肝肾、强壮筋骨，方用壮筋养血汤。

4.训练活动

应积极进行患肢股四头肌的舒缩活动，以及踝关节和足趾关节的屈伸功能锻炼，以防止肌肉萎缩、关节僵硬及骨质脱钙现象。解除固定和牵引后，逐渐加强患肢髋、膝关节的屈伸活动，并可扶双拐不负重下床活动。之后每 1 ~ 2 个月拍 X 线片复查 1 次，至骨折坚固愈合，股骨头无缺血性坏死现象时，方可弃拐逐渐负重行走，一般需半年左右。

固定期间应注意预防长期卧床的并发症，加强护理，防止发生褥疮，并经常按胸、叩背，鼓励患者咳嗽排痰，以防发生坠积性肺炎。伤后数天疼痛减轻后，应行患肢屈伸活动，但要防止盘腿、侧卧及负重。对于骨质疏松者，大约需 6 个月方可逐渐过渡到负重活动。

三、股骨颈骨折手术治疗的适应证

（1）骨折端不稳定者。
（2）移位较大，手法整复有困难者。
（3）合并严重多发性骨折者，为了减少治疗中的矛盾，便于治疗者。
（4）合并有神经血管损伤，需手术探查及修复者。
（5）骨折断端间嵌夹有软组织、粉碎性骨折、部位骨质缺失者。
（6）骨折不愈合或股骨头坏死发生率高者。
（7）闭合复位失败或保守治疗不满意者。
（8）股骨颈病理性骨折。
（9）陈旧性股骨颈骨折或已发生股骨头缺血性坏死者。

四、股骨颈骨折手术治疗的方法

1.单钉固定

以三翼钉为代表，三翼钉内固定曾是治疗股骨颈骨折的常用方法，但由于安放过程中损失骨量较大，且单钉固定较难同时对抗股骨颈内侧的压应力和外侧的张应力，现在已较少应用。采用单根较粗大的加压螺钉作内固定，该钉的螺纹部分必须全部留在近侧骨折段，不能越过骨折线，否则将失去加压作用。

2.滑动式钉板固定

由固定钉与侧方的带套筒钢板组成。优点是有利于保持骨折端的紧密接触，更常用于股骨转子间骨折。

3.多钉固定

一般采用 3 枚，针径较细，总体积小于单钉，故对骨的损伤较小。多钉固定可以通过合理布局，分别承担不同应力和防止旋转。为防止钉的滑移，以使用表面有螺纹的钢钉为好。亦可采用粗型螺纹钉，该钉表面有螺纹，外径 4 mm，使用时在套管保护下，用手摇钻经 0.5 cm 的软组织戳孔钻入。套管以不锈钢制成，内径 4.2 mm，长 5 ~ 7 cm。术时将套管套在钉的前部仅留钉尖外露，待螺纹钉钻入后，再将套管由尾端退出，以避免螺纹钉钻入时周围的肌肉或筋膜纤维卷缠于钉身。手术在 X 线监视下进行，第 1 枚螺纹钉（远侧钉）的进钉点一般在大转子顶点下 10 cm，钉与股骨干纵轴呈 145° ~ 160° ，紧贴骨折部内侧皮质达到股骨头距关节缘 0.5 cm 处。在该钉之近侧每隔 1 ~ 1.5 cm 相继钻入第 2、第 3 枚螺纹钉，其中一枚偏向股骨颈的外上侧以对抗张应力，另一枚交叉安放以更好的对抗旋转。术后患肢以"┳"形鞋保持在外展、中立位，术后 1 周患者即可用双拐下地活动。拔钉时，可用摇钻或特制的小头拔钉器夹住钉尾后旋转拔出。此外，采用空心加压螺纹钉技术，操作简易，尤其适用于年迈患者。

4. 肌蒂或血管蒂骨瓣移植

对中青年新鲜股骨颈骨折、陈旧性股骨颈骨折不愈合但骨折部尚无明显吸收的患者，可选用各种类型的骨瓣移植加内固定，常用的如股方肌骨瓣移植、带旋髂血管的髂骨瓣移植等。

5. 髋关节置换术

适合年龄 65 岁以上且骨折按 Garden 分型为Ⅲ型、Ⅳ型者，65 岁以下行内固定手术困难或预后明显欠佳，无严重的合并症，术前生活质量及活动水平较好的患者。

五、股骨颈骨折的手术风险及麻醉选择

（1）术中风险：可能发生感染，再骨折，邻近重要血管、神经损伤，骨折无法解剖复位。
（2）术后风险：内固定失败，出现发热、电解反应及感染，切口感染导致骨髓炎。
（3）麻醉：全身麻醉、硬膜外神经阻滞麻醉、复合麻醉。

六、股骨颈骨折的术后康复治疗及预防

术后骨折未愈合之前只能做关节和肢体静止状态下的肌肉等长收缩运动。可以翻身，能够屈髋屈膝位侧卧或半卧位。可以使用步行器下地，但是患肢不能踩地负重。在骨折愈合之前不能做直腿抬高的动作。

第三节 躯干骨折

脊柱骨折

导 言

【概述】

脊柱骨折包括颈椎、胸椎、腰椎和骶尾椎骨折；发病率占全身骨折的 4% ~ 6%；以 T11 ~ L2 多发，约占脊柱骨折发生率的 40%；常见于青壮年男性。多数由间接暴力引起，如由高处跌落时臀部或足着地、冲击性外力向上传至胸腰段发生骨折；少数由直接暴力引起，如房子倒塌压伤、汽车压撞伤或火器伤。病情严重者可致截瘫，合并内脏损伤，甚至危及生命。

本案例从一个以外伤致腰背部疼痛为主诉的患者切入，通过模拟临床医生收治患者的全过程，引导学生学会询问病史，进行全面的体格检查和必要的辅助检查，并以此为基础指导学生联系解剖、病理、诊断、药理、方剂、中医骨伤科学等学科，从多个角度及层面对病情进行综合分析，最终帮助学生建立系统规范的临证诊治思路。

【病例摘要】

患者马某，男，32 岁。5 小时前从 1.5 米高处坠落，臀部着地，当即出现腰背部疼痛，无双下肢放射性疼痛，腰部不能动弹，活动时腰疼加剧。无昏迷，无头痛，无胸腹部疼痛，无胸闷、气紧，无呼吸困难。经休息无好转，而且症状越来越重，翻身转侧时疼痛加重，大小便未解，由工友送到医院就诊。既往史：马某 3 年前患肺结核病，当时已治愈。否认手术史及输血史；否认食物及药物过敏史；否认有家族性传染病史。

体格检查：神清，精神差，表情痛苦，腰背部无瘀斑，无畸形，T11 ~ L4 椎体周围软组织肿胀，T11 ~ L4 椎体棘突压痛，肌肉紧张，无骨擦感，局部叩击痛，腰部左右旋转，屈伸活动受限。会阴部皮肤无感觉麻木，肛门括约肌无松弛，双下肢肌力及皮肤感觉正常，足趾、踝关节、膝关节活动良好。直腿抬高试验阴性，"4" 字征阴性，骨盆挤压试验阴性，托马氏征阴性；膝反射、踝反射正常，双侧巴氏征（—）。舌质暗红，舌苔薄白、边有齿痕，脉弦。

辅助检查：①DR 胸腰椎正、侧位片检查：胸腰段后突成角，T12 椎体变扁，密度不均匀，有部分骨块向后方突出，余椎体及附件骨质未见异常，提示 T12 椎体压缩性骨折。②CT 胸腰段平扫检查：T12 椎体变扁，密度不均匀，并向后方突入椎管，椎管稍变狭窄，提示 T12 椎体压缩性骨折。③MRI 胸腰段平扫检查：T12 椎体压缩改变，T1 WI 呈低信号，T2 WI 呈中等信号，脂肪抑制 T2 WI 为高信号，椎管内硬膜囊受压，脊髓形态及信号未见异常，提示 T12 椎体压缩性骨折。④血常规、生化等实验室检查未见异常。

入院诊断：中医诊断为 T12 椎体压缩性骨折，气滞血瘀证；西医诊断为 T12 椎体压缩性骨折。

治疗经过：住院后医生给予马某进行 T12 椎体压缩性骨折切开复位、经皮椎弓根螺钉内固定手术治疗；术后患者腰背部疼痛症状缓解，行走活动正常。术后复查胸腰段 DR 及 CT 检查，提示 T12 椎体压缩性骨折复位好，内固定位置好。术口拆线出院，行走活动好。

【教学目标】

掌握：（1）脊柱骨折的局部解剖结构。（2）脊柱骨折的病因病机。（3）脊柱骨折的诊查要点。（4）脊柱骨折的治疗方法。

熟悉：（1）脊柱骨折的复位和固定。（2）脊柱骨折与软组织损伤的鉴别要点。

了解：以患者为中心的人文关怀。

【教学内容】

基础医学：（1）脊柱骨折的局部解剖结构。（2）脊柱骨折的病因病机。

临床医学：（1）脊柱骨折腰背部疼痛的问诊内容。（2）脊柱骨折 X 线、CT、MRI 阅片技巧及影像学诊断。（3）脊柱骨折的临床表现、诊断标准及鉴别诊断。（4）脊柱骨折的急救处理。（5）脊柱骨折复位固定的方法。（6）脊柱骨折的中医辨证论治。（7）脊柱骨折手术方式的选择。

医学人文：（1）脊柱骨折的流行病学。（2）脊柱骨折的预后及预防。

【教学重点及难点】

重点：（1）脊柱骨折的局部解剖结构。（2）脊柱骨折的主要病因病机、特点及辨证要点。（3）脊柱骨折的并发症。

难点：（1）脊柱骨折与软组织损伤的鉴别要点。（2）脊柱骨折的复位和固定。

解决方法：通过 PBL 教学课程，引导学生围绕病例提出问题、建立假设、收集资料、论证和修正假设、归纳总结等，提高学习能力，更好地理解和掌握学习内容。

【教学课时】

共 9 学时。

第一次指导课 3 学时，引出脊柱骨折病案，通过模拟临床问诊及模拟体格检查，提出诊断思路，开启中医临床诊断思维。

第二次指导课 3 学时，给出患者辅助检查结果，进行鉴别诊断，明确诊断与推出治疗方案。

第三次指导课 3 学时，根据患者的临床表现，学习脊柱骨折的中医辨证论治及手术方案的选择，并对脊柱骨折相关合并证的延伸。

以上各次指导课中学生自由讨论 90 min，学生分析总结 20 min，教师点评总结 10 min。

【教学建议】

（1）人数：参加学生以 6 ~ 8 人为宜。

（2）担任角色：小组长与记录员相对固定。

（3）学习时间分配：重点内容讨论时间约占 80 %，其余内容讨论时间约占 15 %，教师总结与点评时间约占 5 %。

（4）学习方式：课前准备、沟通协调、查找资料、参与讨论、积极表达、组织材料、总结概括、提出解决困难的对策、自我评估、改进提高。

（5）Tutor：准备病例、引导学生、点评讨论、改进教案。

（6）学生学习小结与自我评估：讨论结束后一周内每人交一篇小组讨论记录和自我评估，由小组长收齐送交指导老师。主要内容包括：讨论内容概要，参加讨论的感想、贡献，自己在组织材料和讨论中的优缺点，参与讨论时遇到的困难（知识面、技术面、情绪面等），今后可能采取的对策；也可评价讨论小组的整体水平、其他队员的参与度，如参与讨论的积极性、聆听态度、沟通协调、课前准备、表达能力等，作为成绩的参考及将来改进教案的参考。

指导课1

【患者的就诊情况】

患者马某，男，32 岁。5 小时前从 1.5 米高处坠落，臀部着地，当即出现腰背部疼痛，无双下肢放射性疼痛，腰部不能动弹，活动时腰疼加剧。无昏迷，无头痛，无胸腹部疼痛，无胸闷、气紧，无呼吸困难。经休息无好转，而且症状越来越重，翻身转侧时疼痛加重，大小便未解，由工友送到医院就诊。既往史：马某 3 年前患肺结核病，当时已治愈。否认手术史及输血史；否认食物及药物过敏史；否认有家族性传染病史。

体格检查：神清，精神差，表情痛苦，腰背部无瘀斑，无畸形，T11 ~ L4 椎体周围软组织肿胀，T11 ~ L4 椎体棘突压痛，肌肉紧张，无骨擦感，局部叩击痛，腰左右旋转及屈伸活动受限。会阴部皮肤无感觉麻木，肛门括约肌无松弛，双下肢肌力及皮肤感觉正常，足趾、踝关节、膝关节活动良好。直腿抬高试验阴性，"4"字征阴性，骨盆挤压试验阴性，托马氏征阴性；膝腱反射、跟腱反射正常，双侧巴氏征（－）。舌质暗红，苔薄白、边有齿痕，脉弦。

【问题与思考】

（1）如何对外伤导致腰背部疼痛患者进行问诊？
（2）如何对腰背部疼痛患者进行体格检查？
（3）脊柱骨折的病因病机是什么？
（4）脊柱骨折的发病率如何？

【学习目标】

（1）掌握腰背部疼痛患者主诉及四诊资料的收集。
（2）掌握腰背部疼痛相关的体格检查及脊柱骨折的特有体征。
（3）掌握脊柱局部解剖结构以及脊柱骨折的病因病机、分型。
（4）熟悉脊柱骨折的流行病学。

【Tutor 参考重点】

一、外伤导致腰背部疼痛患者的问诊内容

（1）主诉和现病史：受伤经过和时间，有无诱因，受伤姿势，脊柱处于伸直位还是屈曲位，重点关注腰部和下肢的疼痛和麻木情况，有无下肢放射性疼痛和麻木，有无大小便功能异常，疼痛的部位、时间、程度、性质、持续或阵发，有无规律，活动后是否加重或缓解，休息后是否减轻。受伤后如何来医院就诊，受伤后经过哪些诊治，诊治后有无效果。

（2）全身伴随症状：有无头晕、头痛、昏迷、胸腹痛、发热、乏力、呕吐、消瘦、胸闷、心悸等。

（3）其他受伤部位：有无全身其他部位肿痛、变形、功能障碍及四肢活动情况。

（4）既往史：有无其他疾病，做过的检查和治疗情况。

（5）个人史。

（6）家族史：家族中有无遗传性疾病患者，如强直性脊柱炎等。

（7）婚育史。

二、腰背部疼痛相关的体格检查及脊柱骨折的特有体征

1. 体格检查

（1）视诊：①脊柱外观有无畸形，有无肿胀及瘀斑。②腰背部肌肉的情况。③腰背部自主运动情况。④舌象。

（2）叩诊：直接叩诊和间接叩诊；脊柱压痛的部位、性质等。

（3）神经系统的检查：①运动功能检查。②感觉功能检查。③神经反射检查。

2. 脊柱骨折的特有体征

脊柱骨折十分常见，胸腰段是脊柱骨折好发部位。脊柱骨折可并发脊髓或马尾神经损伤，特别是颈椎骨折、脱位合并有脊髓损伤者，能严重致残甚至丧失生命。胸腰椎损伤后，主要症状为局部疼痛，站立及翻身困难，腹膜后血肿刺激了腹腔神经节，使肠蠕动减慢，常出现腹痛、腹胀甚至肠麻痹等症状。

三、脊柱的局部解剖结构

（1）脊柱椎骨的组成。

（2）椎体间的连结：前纵韧带、后纵韧带、椎间盘等。

（3）椎弓间的连结：黄韧带、棘间韧带、棘上韧带和项韧带、横突间韧带、关节突关节等。

（4）脊髓及脊神经的组成及支配区域。

四、不同类型脊柱损伤的病因病机

1. 屈曲型损伤

高处坠落臀部触地时躯干前屈，或头枕部触地时颈椎前屈，使脊柱相应部位椎体前半部受到上下位椎体、椎间盘的挤压而发生压缩性骨折。活动范围较大的下颈椎和胸腰椎结合部（T11 ~ L2）最为多见。

2. 过伸型损伤

从高处仰面摔下，背部或腰部撞击木架等物体，被冲击的部位形成杠杆支点，两端继续运动，使脊柱骤然过伸，造成前纵韧带断裂，椎体前下或前上缘撕脱骨折。

3. 垂直压缩型损伤

高处掉落的物体纵向打击头顶，或跳水时头顶垂直撞击地面，以及人从高处坠落时臀部触地，均可使椎体受到椎间盘挤压而发生粉碎性骨折。

4. 侧屈型损伤

高处坠落时一侧臀部触地，或因重物压砸使躯干向一侧弯曲，而发生椎体侧方楔形压缩骨折。

5. 屈曲旋转型损伤

脊柱受到屈曲和向一侧旋转的两种复合暴力作用，造成棘上、棘间韧带牵拉损伤。

6. 水平剪力型损伤

又称安全带型损伤，多属屈曲分离型剪力损伤。高速行驶的汽车在撞车瞬间患者下半身被安全带固定，躯干上部由于惯性而急剧前移，以前柱为枢纽，后柱、中柱受到牵张力而破裂张开，造成经棘上棘间韧带—后纵韧带—椎间盘水平断裂；或经棘突—椎板—椎体水平骨折。

7. 撕脱型损伤

由于肌肉急骤而不协调收缩，造成棘突或横突撕脱性骨折。

五、脊柱骨折的流行病学

脊柱骨折是骨科常见的创伤，其发生率占骨折的 4% ~ 6%，以胸腰段为骨折发生率最高，其次为颈椎、腰椎、胸椎，常可并发脊髓或马尾神经损伤。脊柱骨折多见于男性青壮年。多由间接暴力引起，为高处跌落时臀部或足跟着地、冲击性外力向上传导至胸腰段而发生骨折。临床表现为外伤后脊柱的畸形、疼痛、活动受限，常可并发脊髓损伤。

指导课2

【患者的辅助检查情况】

　　DR 胸腰椎正侧位片检查：胸腰段后突成角，T12 椎体变扁，密度不均匀，有部分骨块向后方突，余椎体及附件骨质未见异常，提示 T12 椎体压缩性骨折（见图 1）。CT 胸腰椎平扫检查：T12 椎体变扁，密度不均匀，并向后方突入椎管，椎管稍变狭窄，提示 T12 椎体压缩性骨折（见图 2）。MRI 胸腰椎平扫检查：T12 椎体压缩改变，T_1WI 呈低信号，T_2WI 呈中等信号，脂肪抑制 T_2WI 为高信号，椎管内硬膜囊受压，脊髓形态及信号未见异常，提示 T12 椎体压缩性骨折（见图 3）。其他血常规及生化等实验室检查未见异常。

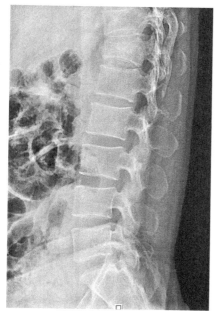

图1　DR腰椎侧位片

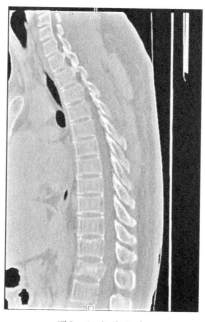

图2　CT矢状位片

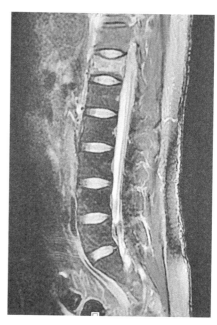

图3　MRI矢状位片

【问题与思考】

（1）脊柱骨折 X 线、CT 及 MRI 的影像学表现有哪些特点？

（2）脊柱骨折的临床表现和诊断要点有哪些？

（3）脊柱骨折中稳定性骨折与不稳定性骨折如何鉴别？

（4）脊柱骨折应与哪些疾病进行鉴别诊断？

（5）脊柱骨折的院前急救处理需要注意什么？

【学习目标】

（1）掌握脊柱骨折的 X 线、CT 及 MRI 影像学表现。

（2）掌握脊柱骨折的临床表现、诊断要点、分型及鉴别诊断。

（3）熟悉脊柱骨折的院前急救处理。

【Tutor 参考重点】

一、脊柱骨折 X 线、CT 及 MRI 影像学表现

1. X 线检查

一般选择胸椎正侧位 X 线片和腰椎正侧位 X 线片，整体看骨折的部位和类型，椎体压缩、前后移位、成角和旋转畸形程度，椎板、横突、关节突骨折及其程度。X 线片能了解胸椎、腰椎的整体结构，检查快捷，费用低廉；缺点是常用的平片难以明确显示处于较深部位的病变以及软组织损伤情况，重叠较多。

2. CT 检查

脊柱骨折 CT 扫描上的主要体现为 T12 椎体有椎体前缘压缩变扁，呈楔形性改变，能清楚了解骨折移位情况，椎体椎管矢状径的情况，脊髓受压情况。CT 可以横断位、冠状位、矢状位三维扫描，对于脊柱爆裂性骨折及骨折片进入椎管的诊断很有意义。缺点：①图像空间分辨力不如 X 线图像高；②观看横断面图要有丰富的断面解剖知识；③病变的密度与正常组织密度相近的病变，平扫易漏诊，须增强扫描。

3. MRI 检查

脊柱 MRI 为三维扫描，在 T1 WI、T2 WI、脂肪抑制序列能清楚显示椎管内软组织的病理损害程度，在观察脊髓损伤的程度和范围上较 CT 优越。在脂肪抑制序列是否有高信号能判断骨折是新鲜骨折还是陈旧骨折，降低漏诊率。缺点：①图像受扫描参数、组织参数多重影响，图像解读难；②信号复杂，部分定性困难；③禁忌证及相对禁忌证多。有心脏起搏器者和体内有各种金属植入物的患者检查时要谨慎，此外由于 MRI 检查时间较长，幽闭恐惧症的患者应事先准备好相关药物。

总之，X 线检查对确定脊柱损伤的部位、类型和程度，以及在指导治疗方面具有极为重要的价值，是诊断脊柱损伤的首选方法。CT 检查能清楚地显示椎体、椎骨附件和椎管等结构复杂的解剖关系和骨折移位情况。MRI 检查具有多平面成像及很高的软组织分辨力，能非常明确地显示脊髓和椎旁软组织是否损伤及损伤的具体细节，是脊髓损伤最有效的影像学检查手段。

二、脊柱骨折的临床表现、诊断要点

1. 临床表现

患者典型的症状可包括：有外伤史（明显或不明显），伤后腰背部疼痛、活动受限及畸形（当轻微压缩骨折时，疼痛及功能障碍可不明显，应注意不要漏诊），有（或无）脊髓神经损伤、颅脑和重要脏器损伤伴休克的表现。

2. 诊断要点

（1）有外伤史。

（2）腰背部疼痛及活动障碍为主要症状。

（3）部分患者可有下肢麻木、疼痛，鞍区麻木、大小便失禁或尿急，或排尿困难等症状，四肢瘫痪或截瘫症状。

（4）胸腰段 X 线检查可以确定脊柱损伤的部位、类型和程度。

（5）胸腰段 CT 平扫检查能清楚地显示椎体、椎骨附件和椎管是否有骨折及移位情况。

（6）胸腰段 MRI 平扫能非常明确地显示脊髓和椎旁软组织是否损伤及鉴别是新鲜损伤还是陈旧损伤。

三、脊柱骨折的分型及鉴别要点

1. 脊柱"Denis 三柱理论"

三柱分别为前柱、中柱、后柱。前柱包含前纵韧带、椎体前 1/2 和椎间盘的前部；中柱包含后纵韧带、椎体后 1/2 及椎间盘的后部；后柱包含椎弓、黄韧带、椎间小关节和棘间韧带。当脊柱受到屈曲压缩外力，主要是前柱承受压力，中后柱承受张力。前柱压缩超过 1/2 时，中柱受损，后柱分离，椎体不稳。牵张伸展外力时，后柱承受压力，出现椎板及棘突骨折，而椎体前部间隙增宽，则表示有前纵韧带损伤，椎体不稳。爆裂骨折多为垂直性外力，如骨折仅累及中柱，则较稳定；同时累及后柱，系不稳定骨折。骨折脱位是

三柱同时受损的一种类型，无论何种外力所致，均属于不稳定性骨折。

2.脊柱骨折分型

（1）稳定性骨折：单纯椎体压缩骨折不超过1/3、单纯横突、棘突骨折。

（2）不稳定性骨折：骨折脱位、椎体爆裂性骨折、椎体压缩性骨折超过1/2。

3.鉴别诊断

（1）与腰部软组织损伤鉴别。

（2）与腰椎结核鉴别。

（3）与腰椎肿瘤鉴别。

（4）与腰椎间盘突出症鉴别。

（5）与强直性脊柱炎鉴别。

四、院前脊柱骨折的急救处理要点

在受伤现场就地检查，主要明确三点。第一，脊柱损伤的部位，如患者清醒，可询问并触摸其脊柱疼痛部位；如患者昏迷可触摸其脊柱后突部位。第二，观察患者是高位四肢瘫还是下肢瘫，从而确定系颈椎损伤还是胸腰椎损伤，作为搬运时的依据。第三，严格按照"脊柱骨折搬运方法"进行搬运。

指导课3

【患者的治疗情况】

  医生建议马某行微创手术治疗，同时予中医内外兼治，理疗。住院后医生予行 T12 骨折复位，经皮椎弓根螺钉内固定手术治疗；术后腰背部疼痛症状缓解，行走活动正常。术后复查 DR、CT 提示骨折复位好，内固定位置好（见图4）。术口拆线出院，行走活动可。

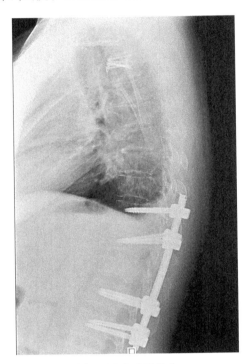

图4　DR术后侧位片

【问题与思考】

（1）脊柱骨折如何进行中医辨证论治？
（2）脊柱骨折的固定方法是什么？
（3）脊柱骨折手术治疗的适应证是什么？
（4）脊柱骨折手术治疗的方法如何选择？
（5）脊柱骨折手术治疗的风险有哪些？
（6）脊柱骨折的术后康复治疗及预防方法是什么？

【学习目标】

（1）掌握脊柱骨折的保守治疗、中医辨证论治。
（2）掌握脊柱骨折的固定方法及脊柱骨折手术治疗的适应证。
（3）掌握脊柱骨折手术治疗的方法。
（4）熟悉脊柱骨折的术后康复治疗及预防方法。

【Tutor 参考重点】

一、脊柱骨折的保守治疗方法

1. 治疗原则

在中医骨伤"动静结合、筋骨并重、内外兼治、医患合作"四大治疗原则指导下，对脊柱骨折进行复位、固定、药物治疗、功能锻炼促进骨折顺利愈合。

2. 整复方法

骨折手法整复遵循"逆其道而行之"的原则，了解逆损伤的病因病机并充分利用脊柱的稳定结构进行复位。屈曲型损伤应用伸展位复位，过伸型损伤应用屈曲位复位。在复位时应注意牵引力的作用方向和大小，防止骨折脱位加重或损伤脊髓，胸腰椎骨折则可选用下肢牵引复位法或垫枕腰背肌锻炼复位法。

（1）持续牵引复位法：轻度移位、压缩而无关节绞锁的颈椎骨折，一般采用枕颌布托牵引或者颅骨牵引。头颈略后伸，牵引重量 2 ～ 3 kg，持续牵引 3 ～ 4 周后改用颈围保护 8 ～ 10 周。若颈椎骨折伴有关节绞锁者，需用颅骨牵引。

（2）垫枕腰背肌功能锻炼复位法：早期腰背肌肌肉锻炼可以促进血肿吸收，以骨折处为中心垫软枕高 5 ～ 10 cm，致腰椎呈过伸位牵拉，使得由于椎体压缩而皱褶的前纵韧带重新恢复原有张力，并牵拉椎体前缘张开，达到部分甚至全部复位，同时后侧关节突关节关系也得到恢复和改善。通过腰背肌的不断锻炼，可防止肌肉萎缩，减轻骨质疏松和减少晚期脊柱关节僵硬挛缩的可能。

（3）牵引过伸按压法：患者俯卧于硬板床上，两手抓住床头，助手立于患者头侧，两手反持其腋窝处，另一助手立于足侧，双手握双踝，两助手同时用力，逐渐进行牵引。至一定程度后，足侧助手逐渐将双下肢提起悬离床面，使脊柱得到充分牵引和后伸，当肌肉松弛、椎间隙及前纵韧带被拉开后，术者双手重叠，压于骨折后突部位，适当用力下压，借助前纵韧带的伸张力，将压缩的椎体拉开，同时后突畸形得以复平。

（4）两桌复位法：用高低不等的两桌，高低差为 25 ～ 30 cm，平排在一起，将患者置于桌上，患者头部朝高桌，然后将高桌边逐渐移至上臂中颏下处，将低桌渐移至大腿中段处，借助患者体重，使其胸腰部悬空。此时施术者可用手掌或另加一桌托住患者的腹部，慢慢下沉，以减轻疼痛，达到脊柱过伸的目的，2 ～ 5 min 后，脊柱的胸腰部明显过伸，立即上一石膏背心或金属胸腰过伸支架固定。

（5）两踝悬吊复位法：患者俯卧于复位床上，将两踝悬空吊起。若没有复位床，亦可在屋梁上装一滑轮，将双足向上吊起，徐徐悬空，使胸腰段脊柱过伸复位。复位后应注意使用过伸夹板维持复位效果，并注意坚持腰背肌锻炼，否则晚期脊椎关节僵硬挛缩及肌肉萎缩将很难避免。

3. 固定方法

在骨折的早期固定是中医骨伤科疾病重要的治疗方法，骨折复位后需要固定，以便这些组织有一个稳定的环境，以利于组织的修复。牵引结合体位可起到良好的固定作用。

（1）颈椎屈曲型损伤用颅骨牵引结合头颈伸展位固定，过伸型损伤则需保持颈椎屈曲 20° ～ 30° 位。

（2）头—胸支架、头颈胸石膏、颈围领等均适用于颈椎损伤。

（3）腰椎屈曲压缩性骨折腰部垫枕，使腰椎过伸结合过伸位夹板支具等，能发挥复位和固定的双重作用。

4. 中医的三期辨证论治

早期（伤后 2 周以内）：治则以活血化瘀、消肿止痛为主，方选复元活血汤加减。

中期（伤后 2 ～ 4 周）：治则以接骨续断为主，方选接骨续断汤加减。

后期（伤后 4 周以后）：治则以强筋壮骨、补益肝肾为主，方选健步虎潜丸加减。

5. 功能锻炼

骨伤科疾病治疗应以肢体功能的恢复作为最终目的。早期进行有的放矢的功能锻炼有利于损伤局部肿胀的消退，防止损伤局部软组织的萎缩、挛缩，把由于损伤和固定造成的肢体功能障碍降低到最低程度。医生应指导和鼓励患者尽早进行功能锻炼。脊柱骨折的腰背肌功能锻炼包括五点式拱桥功、三点式拱桥功和飞燕功。

二、脊柱骨折手术治疗的适应证

（1）对于骨折脱位移位明显，闭合复位失败，或骨折块突入椎管压迫脊髓者，应选择手术切开复位。

（2）老年患者，基础病多、骨折难以愈合者，为减少绝对卧床导致的并发症者。

三、脊柱骨折手术治疗的方法

（1）骨折切开复位椎弓根钉棒系统内固定术。

（2）老年骨质疏松患者 PVP 或 PKP。

（3）经皮骨折切开复位椎弓根钉棒系统内固定术。

四、脊柱骨折手术的风险

（1）术中风险：定位错误、脊髓神经根损伤、硬膜囊损伤、血管或脏器损伤。

（2）术后风险：内固定失败、出现发热反应及感染。

五、脊柱骨折术后的康复治疗及预防

（1）术后康复：术后 4 小时以内宜以平卧为主，定时翻身，术后第一天开始鼓励患者戴腰围保护下床活动。一年内避免负重及剧烈运动。

（2）预防：加强锻炼，如通过练习"五禽戏"增强体质，尤其要加强腰背肌功能锻炼。

第二章 脱 位

第一节 上肢脱位

桡骨小头半脱位

导 言

【概述】

桡骨小头半脱位，又称为"牵拉肘"，主要发生于 1 ~ 4 岁小儿，因为儿童的肘关节韧带、肌肉、骨骼发育不完全，关节囊较松弛，若肘部处于过伸位牵拉，肘关节内压增加，将松弛的前关节囊及环状韧带吸入关节腔，嵌于桡骨头与肱骨小头之间，桡骨头向桡侧移位，即形成半脱位。

本案例从一个以拉伤后肘关节活动受限为主诉的患者切入，通过模拟临床医生收治患者的全过程，引导学生学会询问病史，进行全面的体格检查和必要的辅助检查，并以此为基础指导学生联系解剖、病理、诊断、药理、中医骨伤科学等学科，从多个角度及层面对病情进行综合分析，最终帮助学生建立系统规范的临证诊治思路。

【病例摘要】

患者小宝，男，1 岁半，刚刚学会走路不久，母亲带他过马路，有台阶，母亲提着他的左手腕过了一个台阶后，小宝哭闹，不肯活动左肘关节，遂被送至骨科就诊。否认外伤史、手术史及输血史；否认食物及药物过敏史；否认有家族性传染病史。

体格检查：神清，哭闹，左肘部疼痛，呈前臂旋前、肘关节半屈曲位，无明显肿胀，左肘关节外侧压痛，患儿拒绝用患肢取物，拒绝上抬患肢，患肢远端血运、感觉及活动情况尚可。

辅助检查：肘关节 DR 检查未见异常。

入院诊断：中医诊断为脱位病，气滞血瘀证；西医诊断为左桡骨小头半脱位。

治疗经过：予手法复位，避免再次牵拉患肢。

【教学目标】

掌握：（1）桡骨小头半脱位的四诊技能。（2）桡骨小头半脱位的临床表现、诊断与鉴别诊断。（3）桡骨小头半脱位的中西医治疗方法。

熟悉：（1）桡骨小头半脱位的发病机制。（2）桡骨小头半脱位锻炼方法。

了解　以患者为中心的人文关怀。

【教学内容】

基础医学：（1）桡骨小头半脱位的病因及发病机制。（2）肘关节的生物力学及局部解剖结构。

临床医学：（1）桡骨小头半脱位的问诊内容。（2）桡骨小头半脱位与肘部软组织挫伤、肱骨髁上骨折的区别。（3）X 线检查在桡骨小头半脱位诊断中的作用。（4）桡骨小头半脱位的发病机制、临床表现、诊断标准及鉴别诊断。（5）桡骨小头半脱位保守治疗的方法。

医学人文：桡骨小头半脱位的预防及预后。

【教学重点及难点】

重点：桡骨小头半脱位的临床诊断与治疗。

难点：桡骨小头半脱位与肘部软组织挫伤、肱骨髁上骨折的区别。

解决方法：通过 PBL 教学课程，引导学生围绕病例提出问题、建立假设、收集资料、论证和修正假设、归纳总结等，提高学习能力，更好地理解、掌握学习内容。

【教学课时】

教学课时共 6 学时。

第一次指导课 3 学时，引出桡骨小头半脱位病案，通过模拟临床问诊及模拟体格检查，提出诊断思路。

第二次指导课 3 学时，给出患者检查结果，明确诊断与治疗方法，学习桡骨小头半脱位的中医治疗方法。

以上各次指导课中学生自由讨论 90 min，学生分析总结 20 min，教师点评总结 10 min。

【教学建议】

（1）人数：参加学生以 6～8 人为宜。

（2）担任角色：小组长与记录员相对固定。

（3）学习时间分配：重点内容讨论时间约占 80%，其余内容讨论时间约占 15%，教师总结与点评时间约占 5%。

（4）学习方式：课前准备、沟通协调、查找资料、参与讨论、积极表达、组织材料、总结概括、提出解决困难的对策、自我评估、改进提高。

（5）Tutor：准备病例、引导学生、点评讨论、改进教案。

（6）学生学习小结与自我评估：讨论结束后一周内每人交一篇小组讨论记录和自我评估，由小组长收齐送交指导老师。主要内容包括：讨论内容概要，参加讨论的感想、贡献，自己在组织材料和讨论中的优缺点，参与讨论时遇到的困难（知识面、技术面、情绪面等），今后可能采取的对策；也可评价讨论小组的整体水平、其他队员的参与度，如参与讨论的积极性、聆听态度、沟通协调、课前准备、表达能力等，作为成绩的参考及将来改进教案的参考。

指导课1

【患者就诊情况】

患者小宝，男，1岁半，刚刚学会走路不久，母亲带他过马路，有台阶，母亲提着他的左手腕过了一个台阶后，小宝哭闹，不肯活动左肘关节，遂被送至骨科就诊。既往无特殊病史；否认乙肝、肺结核等传染病史；否认手术史及输血史；否认食物及药物过敏史。

体格检查：左肘部疼痛，呈前臂旋前、肘关节半屈曲位，无明显肿胀，患儿拒绝用患肢取物，患肢远端血运、感觉及活动情况尚可。舌质淡，苔薄白，脉弦细。

【问题与思考】

（1）桡骨小头半脱位的问诊内容有哪些？
（2）桡骨小头半脱位与肘部软组织挫伤、肱骨髁上骨折有什么区别？
（3）桡骨小头半脱位的发病机制是什么？

【学习目标】

（1）掌握桡骨小头半脱位患者的四诊资料的收集。
（2）掌握桡骨小头半脱位相关的体格检查。
（3）熟悉桡骨小头半脱位与肘部软组织挫伤、肱骨髁上骨折的区别。

【Tutor 参考重点】

一、桡骨小头半脱位患者的问诊内容

（1）起病缓急，有无外伤史，疼痛的部位、程度、性质。
（2）肢体是否可以活动，活动后疼痛加重或缓解，是否正常关节活动范围。
（3）伴随症状或全身症状，如恶心呕吐、恶寒发热、上肢麻木等。
（4）有无其他关节肿痛和功能障碍。
（5）既往有无类似疾病发作，做过的检查和治疗情况。
（6）既往史、手术史，既往是否有肘部疾病的病史。

二、桡骨小头半脱位与肘部软组织挫伤、肱骨髁上骨折的区别（见表1）

表1 桡骨小头半脱位及肘部软组织挫伤、肱骨髁上骨折

鉴别要点	桡骨小头半脱位	肘部软组织挫伤	肱骨髁上骨折
病变部位	肘部	肘部	肘部
自觉痛处	桡骨小头处	擦伤处	肱骨深处
关节活动功能	稍受限	无受限	受限
弹性固定	偶有阳性	阴性	阴性
X线检查	阴性	阴性	骨折线

三、桡骨小头半脱位的发病机制

上尺桡关节的稳定性主要依靠环状韧带的约束。幼儿时期环状韧带松弛，且桡骨头发育尚不完善，头、颈的直径几乎相等，故幼儿的上尺桡关节稳定性差。而患儿肘关节在伸直位，腕部受到纵向牵拉，造成肱桡关节间隙加大，关节内负压骤增，关节囊和环状韧带卡在肱桡间隙，阻碍桡骨头恢复。

指导课2

【患者的检查及治疗情况】

左肘正侧位 X 线检查：未见骨折及脱位（见图 1）。医生给小宝行手法复位并达到良好效果。小宝 2 天后来复诊，医生查体后，左肘部无疼痛，能自如活动。医生交代家长注意事项，避免再次受伤。

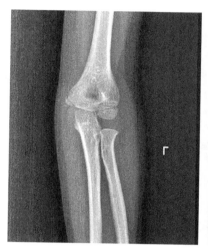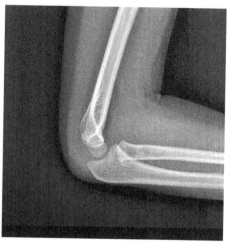

图 1　X线检查左肘正侧位片

【问题与思考】

（1）X 线检查在桡骨小头半脱位诊断及治疗中的作用是什么？
（2）桡骨小头半脱位的临床表现有哪些，如何诊断及鉴别诊断？
（3）桡骨小头半脱位预后如何预防？

【学习目标】

（1）掌握 X 线在桡骨小头半脱位诊断及治疗中的作用。
（2）掌握桡骨小头半脱位的临床表现、诊断及鉴别诊断。
（3）熟悉桡骨小头半脱位保守治疗的方法。
（4）熟悉桡骨小头半脱位的预后。

【Tutor 参考重点】

一、桡骨小头半脱位的影像学表现

X 线多为阴性结果，看不到明显的骨折及脱位，主要是用来排除其他地方的骨折。

二、桡骨小头半脱位的临床表现、诊断要点及鉴别诊断

1.临床表现

患者典型的症状可包括患肢有牵拉史，伤后患儿因疼痛而哭啼，并拒绝使用患肢，亦怕别人触碰。

肘关节呈半屈曲位，不肯屈肘、举臂；前臂旋前，不敢旋后。桡骨头处有压痛，局部无明显肿胀。

2. 诊断要点

（1）有牵拉史。

（2）活动功能受限肘关节呈半屈曲位，不肯屈肘、举臂；前臂旋前，不敢旋后。

（3）弹性固定偶有。

（4）一般需要拍摄肘关节正侧位片排除其他地方骨折。

3. 鉴别诊断

（1）肘软组织挫伤。

（2）肱骨髁上骨折。

三、桡骨小头半脱位的预防

嘱小儿家长避免用力牵拉伤臂，为小儿穿脱衣服时多加注意，以防反复发生而形成习惯性脱位。

肩关节脱位

导 言

【概述】

肩关节主要由肱骨（肱骨头）与肩胛骨（肩胛盂）连接构成，周围分布有韧带、肌肉固定。肩关节脱位，亦称盂肱关节脱位，当肩部受到外力打击（多为间接暴力），肩部关节骨骼与骨骼相连的关节结构发生了错位，骨骼被迫离开了正常的位置，肱骨头突破关节囊而发生脱位，临床上常表现为肩部疼痛、肿胀以及肩关节活动障碍等症状。肩关节是全身关节脱位中最常见的部位之一，多见于 20 ～ 50 岁的男性。

本案例从一个以外伤后肩关节活动受限为主诉的患者切入，通过模拟临床医生收治患者的全过程，引导学生学会询问病史，进行全面的体格检查和必要的辅助检查，并以此为基础指导学生联系解剖、病理、诊断、药理、中医骨伤科学等学科，从多个角度及层面对病情进行综合分析，最终帮助学生建立系统规范的临证诊治思路。

【病例摘要】

患者李某，男，25 岁，1 小时前骑电单车不慎跌倒，左上肢撑地，当即出现左肩关节疼痛，活动受限，无肢体麻木，无昏迷，无头晕头痛，无腹部疼痛，无胸闷气促，遂至骨科就诊。否认心脏病、高血压病、糖尿病及传染病史，否认手术史及输血史，否认食物及药物过敏史，否认有家族遗传病史。

体格检查：左肩部疼痛、肿胀、方肩畸形、肩关节盂、肩峰下空虚，可在喙突下触及肱骨头，Dugas 征阳性，肩关节弹性固定轻度外展前屈位，远端肢体血运、感觉及活动情况正常。舌质暗红，舌苔薄白、边有齿痕，脉弦。

辅助检查：① DR 左肩关节正侧位片检查：左肱骨头位于喙突下方，周围软组织稍肿胀，诸骨未见明显骨折征象。② CT 左肩关节平扫检查：左肩关节对位关系失常，左肱骨头位于喙突内下方，关节间隙变宽；左肩关节各构成骨质密度未见异常，未见骨折征象，周围组织肿胀。③血常规、生化等实验室检查未见异常。

入院诊断：中医诊断为脱位，气滞血瘀证；西医诊断为左肩关节脱位（前脱位）。

治疗经过：医生使用中医手法——手牵脚蹬复位法予小李左肩关节复位，复位后以三角巾贴胸悬吊制动 3 周。期间除肩关节外，左上肢其余关节进行常规功能锻炼。3 周后解除制动，鼓励小李主动锻炼肩关节向各个方向活动。4 周后小李复诊，左肩关节无疼痛，活动良好。

【教学目标】

掌握：（1）肩关节脱位的四诊技能。（2）肩关节脱位的临床表现、诊断与鉴别诊断。（3）肩关节脱位的中西医治疗方法。

熟悉：（1）肩关节脱位的发病机制。（2）肩关节脱位的锻炼方法。

了解：以患者为中心的人文关怀。

【教学内容】

基础医学：（1）肩关节脱位的病因及发病机制。（2）肩关节的生物力学及局部解剖结构。

临床医学：（1）肩关节脱位的诊查技巧。（2）肩关节脱位与肩软组织损伤、肱骨近端骨折的区别。（3）X 线、CT、MRI 检查在肩关节脱位患者诊断中的作用。（4）肩关节脱位的病因病机、诊断标准及鉴别诊断。（5）肩关节脱位保守治疗的方法。（6）肩关节脱位手术方式的选择。

医学人文：（1）肩关节脱位的流行病学。（2）肩关节脱位的预防及预后。

【教学重点及难点】

重点：（1）肩关节的局部解剖结构。（2）肩关节脱位的主要病因病机、特点及辨证要点。（3）肩关节脱位的临床诊断与治疗。

难点：肩关节脱位与肩软组织挫伤、肱骨近端骨折的区别。

解决方法：通过 PBL 教学课程，引导学生围绕病例提出问题、建立假设、收集资料、论证和修正假设、归纳总结等，提高学习能力，更好地理解和掌握学习内容。

【教学课时】

共 9 学时。

第一次指导课 3 学时，引出肩关节脱位病案，通过模拟临床问诊及模拟体格检查，提出诊断思路。

第二次指导课 3 学时，给出患者检查结果，明确诊断与治疗方法。

第三次指导课 3 学时，根据患者的临床表现，学习肩关节脱位的诊断及治疗方法的选择。

以上各次指导课，中学生自由讨论 90 min 学生分析总结 20 min，教师点评总结 10 min。

【教学建议】

（1）人数：参加学生以 6 ~ 8 人为宜。

（2）担任角色：小组长与记录员相对固定。

（3）学习时间分配：重点内容讨论时间约占 80 %，其余内容讨论时间约占 15 %，教师总结与点评时间约占 5 %。

（4）学习方式：课前准备、沟通协调、查找资料、参与讨论、积极表达、组织材料、总结概括、提出解决困难的对策、自我评估、改进提高。

（5）Tutor：准备病例、引导学生、点评讨论、改进教案。

（6）学生学习小结与自我评估：讨论结束后一周内每人交一篇小组讨论记录和自我评估，由小组长收齐送交指导老师。主要内容包括：讨论内容概要，参加讨论的感想、贡献，自己在组织材料和讨论中的优缺点，参与讨论时遇到的困难（知识面、技术面、情绪面等），今后可能采取的对策；也可评价讨论小组的整体水平、其他队员的参与度，如参与讨论的积极性、聆听态度、沟通协调、课前准备、表达能力等，作为成绩的参考及将来改进教案的参考。

指导课1

【患者就诊情况】

患者李某,男,25岁,自诉1小时前骑电单车不慎跌倒,左上肢撑地,当即出现左肩关节疼痛,活动受限,无肢体麻木,无昏迷,无头晕头痛,无腹部疼痛,无胸闷气促,遂至骨科就诊。否认心脏病、高血压病、糖尿病及传染病史,否认手术史及输血史,否认食物及药物过敏史,否认有家族遗传病史。

体格检查:左肩部疼痛、肿胀、方肩畸形、肩关节盂、肩峰下空虚,可在锁骨下触及肱骨头,Dugas征阳性,肩关节弹性固定轻度外展前屈位,远端肢体血运、感觉及活动情况正常。舌质暗红,舌苔薄白、边有齿痕,脉弦。

【问题与思考】

(1)肩关节脱位的问诊内容是什么?

(2)肩关节脱位与肩软组织损伤、肱骨近端骨折的区别是什么?

(3)肩关节脱位的病因病机是什么?

【学习目标】

(1)掌握肩关节脱位患者四诊资料的收集。

(2)掌握肩关节脱位相关的体格检查。

(3)熟悉肩关节脱位与肩软组织损伤、肱骨近端骨折的区别。

【Tutor 参考重点】

一、肩关节脱位的问诊内容

(1)主诉和现病史:受伤经过和时间,暴力方向,受伤姿势,上肢处于外展位还是内收位,重点是肩关节的疼痛、畸形、有无麻木和血运情况,疼痛的部位、时间、程度、性质等,肩关节是否有弹性固定。受伤后如何来医院就诊,受伤后经过哪些诊治,诊治后有无效果。

(2)全身伴随症状:有无头晕、头痛、昏迷、胸腹痛、发热、乏力、呕吐、消瘦、胸闷、心悸等。

(3)其他受伤部位:有无全身其他部位肿痛、变形、功能障碍及其他肢体活动情况。

(4)既往史:有无其他疾病,做过的检查和治疗情况。

(5)个人史。

(6)家族史:家族中有无遗传性疾病患者等。

(7)婚育史。

二、肩关节的局部解剖结构

(1)肩关节的组成。

(2)肩关节的连结:肩袖、肩关节囊、喙肱韧带、盂肱韧带、肱骨横韧带等。

(3)肩关节周围神经的分布及支配区域。

三、肩关节损伤的病因病机

1. 传导暴力

当患者跌倒时,手掌撑地,肱骨干呈外展或内旋姿势,由手掌传导至肱骨头的暴力可冲破肩关节囊。

肩关节前脱位较多见，如暴力强大或继续作用，可造成喙突下脱位或锁骨下脱位，后者较少见。极个别暴力强大者，肱骨头可冲进胸腔，形成胸腔内脱位。肩关节后脱位比较罕见，后脱位时由于肌肉牵拉常合并小结节骨折。

2. 杠杆暴力作用

当上臂过度外展外旋后伸时，肱骨与肩峰可构成杠杆样结构，此时受到外力作用时，可使肱骨头向肩胛盂下滑脱，形成肩胛盂下脱位，而继续滑至肩胛前部时可成为喙突下脱位。

3. 直接暴力

直接暴力所致脱位，多为暴力直接打击肱骨头，使肱骨头冲破关节囊脱位，较少见。

四、肩关节脱位与肩软组织损伤、肱骨近端骨折的区别（见表 1）

表1　肩关节脱位与肩软组织挫伤、肱骨骨折的鉴别要点

鉴别要点	肩关节脱位	肩软组织损伤	肱骨近端骨折
病变部位	肩部	肩部	上臂部
自觉痛处	肩部深处	擦伤处	肱骨深处
关节活动功能	受限	无受限	不受限
弹性固定	阳性	阴性	阴性
X 线检查	关节脱位	阴性	骨折线

指导课2

【患者的辅助检查情况】

①X线左肩关节正侧位片检查：左肱骨头位于喙突下方，周围软组织稍肿胀，诸骨未见明显骨折征象（见图1）。②CT左肩关节平扫检查：左肩关节对位关系失常左肱骨头位于喙突内下方，关节间隙变宽；左肩关节各构成骨质密度未见异常，未见骨折征象，周围组织肿胀（见图2）。结论：左肩关节脱位（前脱位）。其他血常规及生化等实验室检查未见异常。

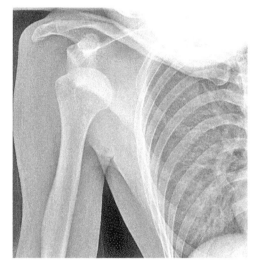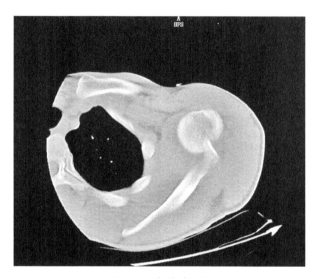

图1　X线肩关节正位片　　　　　　　　图2　CT肩关节平扫

【问题与思考】

（1）X线、CT、MRI检查在肩关节脱位诊断及治疗中的作用是什么？
（2）肩关节脱位的临床表现有哪些，如何诊断及鉴别诊断？

【学习目标】

（1）掌握X线、CT、MRI检查在肩关节脱位诊断及治疗中的作用。
（2）掌握肩关节脱位的临床表现、诊断及鉴别诊断。

【Tutor参考重点】

一、X线、CT、MRI检查在肩关节脱位诊断及治疗中的作用

1. X线检查

X线可诊断大部分肩关节脱位，同时可明确有无合并肱骨外科颈骨折或肱骨大、小结节骨折等。

2. CT检查

CT能清晰显示肩关节横断面的解剖关系，对于脱位方向、脱位程度及是否合并骨质等骨结构状态等可提供重要信息。

3. MRI 检查

MRI 对于脱位同时合并的软组织创伤的分辨率具有优势。对于中老年患者肩关节脱位后出现持续性的疼痛者，建议行 MRI 检查以排除肩袖损伤。

二、肩关节脱位的临床表现、诊断要点及鉴别诊断

1. 临床表现

患者典型的症状可包括有患肢外伤史，肩部肿胀，疼痛，活动受限，方肩畸形，弹性固定。

2. 诊断要点

（1）有外伤史。

（2）活动功能受限。

（3）弹性固定。

（4）肩关节正位和穿胸位 X 线片可明确脱位的方向、移位的程度及是否合并骨折等。

3. 鉴别诊断

（1）肩部软组织损伤。

（2）肱骨近端骨折。

指导课3

【患者的治疗情况】

医生使用中医"手牵脚蹬复位法"予李某左肩关节复位，复位后以三角巾贴胸悬吊制动3周。其间除肩关节外，左上肢其余关节常规功能锻炼。3周后解除制动，鼓励小李主动锻炼肩关节向各个方向活动。4周后小李复诊，左肩关节无疼痛，活动良好。

【问题与思考】

（1）肩关节脱位如何进行中医辨证论治？
（2）肩关节脱位的手法复位方法是什么？
（3）肩关节脱位需不需要手术治疗？手术治疗的适应证是什么？
（4）肩关节脱位手术治疗的方法如何选择？
（5）肩关节脱位的康复治疗及预防方法是什么？

【学习目标】

（1）掌握肩关节脱位保守治疗、中医辨证论治。
（2）掌握肩关节脱位手术治疗的适应证。
（3）掌握肩关节脱位手术治疗的方法。
（4）熟悉肩关节脱位的康复治疗及预防。

【Tutor 参考重点】

一、肩关节脱位的保守治疗方法

1. 治疗原则

在中医骨伤"动静结合、筋骨并重、内外兼治、医患合作"四大治疗原则指导下，对肩关节脱位进行复位、固定、药物治疗、功能锻炼促进肩关节顺利恢复。

2. 复位方法

新鲜脱位患者应尽早进行复位，以便早日解除病痛。因损伤时间短，组织出血及肿胀反应轻，复位容易。复位前应了解损伤病史和伤情，询问受伤机制、暴力大小、既往有无脱位。明确脱位类型和是否合并骨折，特别是肱骨头和肩胛盂的骨折。检查患者有无腋神经和臂丛损伤。切忌暴力下强行手法复位，以免损伤神经、血管、肌肉，甚至造成骨折。

（1）手牵脚蹬复位法。

施术者站于患者患侧，沿患肢畸形方向牵引，牵引缓慢持续，同时以足蹬于患侧腋窝，逐渐增加牵引力量，轻柔旋转上臂，可小心借用足作为杠杆支点，内收上臂多能完成复位。复位时，常能感到肱骨头滑动和听到复位响动。

（2）Stimson法。

患者俯卧于床，患肢垂于床旁，用布带将3~5 kg重物悬系患肢手腕，自然牵拉10~15 min，患肩肌肉因疲劳而逐渐松弛，肱骨头可在持续牵引中自动复位。有时需内收患侧上臂，或自腋窝外上轻推肱骨头，或轻旋上臂而获得复位。

（3）椅背法。

于椅背顶上放置棉垫或毛巾，以减轻疼痛及保护血管神经。患者侧坐于椅子上，将椅背置于患者腋下，患肢自然下垂。施术者一手轻扶患肢腕关节，使肘关节屈曲 90° 于旋后位。施术者另一手肘压于患者肘窝之上，利用体重（适当力度即可）持续下压即可完成复位。

（4）外旋法。

患者取仰卧位，施术者一手轻扶患者腕关节，使患者肩关节处于内收内旋位、肘关节屈曲 90°；另一手固定患者肘关节，扶腕关节的手慢慢向外用力使肩关节逐渐外旋即可完成复位。

3. 固定方法

在肩关节脱位的早期固定是中医骨伤科疾病重要的治疗方法，肩关节脱位复位后需要固定，以便这些组织有一个稳定的环境，以利于组织的修复。固定应使患肢内旋于胸前，腋窝垫一薄垫，以三角巾悬吊或将上肢以绷带与胸壁固定。40 岁以下患者宜制动 3～4 周；40 岁以上患者，制动时间可相应缩短，因为年长患者复发性肩关节脱位发生率相对低，而肩关节僵硬却常有发生。年龄越大，制动时间越应减少，宜早期实行功能锻炼。

4. 中医的三期辨证论治

早期（伤后 2 周以内）：治则以活血化瘀、消肿止痛为主，方选活血止痛汤加减。

中期（伤后 2～4 周）：治则以舒筋活血、强筋健骨为主，方选补肾壮筋汤加减。

后期（伤后 4 周以后）：治则以补肝肾、壮筋骨为主，方选健步虎潜丸加减。

5. 功能锻炼

骨伤科疾病治疗应以肢体功能的恢复为最终目的。早期进行有的放矢的功能锻炼有利于损伤局部肿胀的消退，防止损伤局部软组织的萎缩、挛缩，把由于损伤和固定造成的肢体功能障碍降到最低程度。

医生应指导和鼓励患者尽早进行功能锻炼。在进行复位后，固定期间需活动腕部与手指，解除固定后，鼓励患者主动锻炼肩关节向各个方向活动。

肩关节活动锻炼应该在解除制动后，需要注意的是锻炼需要循序渐进，不可冒进。老年患者固定时间短，不能强忍疼痛进行超限活动，否则会使修复不完善的软组织增加伤害，形成更多的纤维组织和瘢痕，导致肩关节的活动障碍加重。主动、逐渐增加活动，可慢慢撕开轻微粘连，使活动范围得到最大程度的恢复。

二、肩关节脱位手术的适应证

（1）反复闭合复位失败者。

（2）脱位合并严重的骨折者。

（3）习惯性脱位者。

（4）陈旧性脱位，估计手法复位有困难者。

三、肩关节脱位手术治疗的方法

（1）肩胛下肌及关节囊重叠缝合术。

（2）肩胛下肌止点外移术。

（3）肱二头肌长头腱悬吊术。

四、肩关节脱位的预防

脱位复位后，应制动 2～3 周，并按一定康复要求进行功能锻炼，不要过早参加剧烈活动，6 周内禁止做强力外旋动作，以防反复发生而形成习惯性脱位。

第二节　下肢脱位

髋关节脱位

导　言

【概述】

髋关节由髂骨的髋臼与股骨头构成，是全身最典型的"杵臼关节"，周围有坚韧的韧带以及强大的肌肉瓣保护，因而十分稳定。只有在间接暴力的作用下，才会通过韧带之间的薄弱区脱位。髋关节脱位多见于青壮年，主要因在劳动中或车祸时遭受强大暴力的冲击而致伤。股骨头脱位出位于 Nelaton 线之后者为后脱位，位于其前者为前脱位。扭转、杠杆或传导暴力均可引起脱位，而传导暴力使股骨头撞击髋臼底部，向骨盆内脱出则属于中心脱位。

本案例从一个车祸伤活动受限为主诉的患者切入，通过模拟临床医生收治患者的全过程，引导学生学会询问病史，进行全面的体格检查和必要的辅助检查，并以此为基础指导学生联系解剖、病理、诊断、药理、中医骨伤科学等学科，从多个角度及层面对病情进行综合分析，最终帮助学生建立系统规范的临证诊治思路。

【病例摘要】

患者刘某，男，45 岁。5 小时前驾驶货车不慎撞击高速防撞隔离带，当即自觉左下肢疼痛，活动受限，遂由 120 救护车转送到骨科就诊。无昏迷，无头痛，无胸腹部疼痛，无胸闷、气紧，无呼吸困难。既往史：刘某 3 年前得过胃溃疡，当时已治愈。否认手术史及输血史；否认食物及药物过敏史；否认有家族性传染病史。

体格检查：神清，精神差，表情痛苦，左髋压痛，髋关节主动活动功能丧失，被动活动时，出现疼痛加重及保护性痉挛。患肢呈屈曲、内收、内旋及缩短畸形。粘膝征（＋），于左臀部可触及隆起股骨头，大转子向后上移位，患肢远端血运、感觉及活动情况尚可。舌质暗红，舌苔薄白、边有齿痕，脉弦。

辅助检查：① DR 左髋关节正、侧位片检查提示，左股骨头移位于髋臼后缘髂骨后方；X 线正位片可见股骨头脱出髋臼外，头影上移与髋臼上部重叠，股骨呈内收内旋畸形，提示左髋关节后脱位。② CT 髋关节平扫检查可见，左股骨头向后移位至髋臼后上方，关节间隙不存在，提示左髋关节后脱位。③髋部 MRI 提示，左髋关节脱位，髋关节积血，髋臼唇Ⅱ型撕裂。④血常规、生化等实验室检查未见异常。

入院诊断：中医诊断为脱位病，气滞血瘀证；西医诊断为左髋关节后脱位。

治疗经过：住院后医生给予刘某进行左髋关节后脱位闭合手法复位、皮肤牵引术治疗；术后患者左髋疼痛症状缓解，活动功能恢复。术后复查左髋 DR 及 CT 检查提示左髋脱位复位好，股骨头与髋臼对位关系良好。经治疗后康复出院，行走活动好。

【教学目标】

掌握：（1）髋关节的局部解剖结构。（2）髋关节脱位的病因病机。（3）髋关节脱位的诊查要点。（4）髋关节脱位的治疗。

熟悉：（1）髋关节脱位的复位和固定。（2）髋关节脱位与髋部骨折的鉴别要点。

了解：以患者为中心的人文关怀。

【教学内容】

基础医学：（1）髋关节的局部解剖结构。（2）髋关节脱位的病因病机。

临床医学：（1）髋关节脱位髋部疼痛的问诊技巧。（2）髋关节脱位 X 线、CT、MRI 阅片技巧及影像学诊断。（3）髋关节脱位的临床表现、诊断标准及鉴别诊断。（4）髋关节脱位的急救处理。（5）髋关节脱位复位固定的方法。（6）髋关节脱位的中医辨证论治。（7）髋关节脱位手术方式的选择。

医学人文：（1）髋关节脱位的流行病学。（2）髋关节脱位的预防及预后。

【教学重点及难点】

重点：（1）髋关节的局部解剖结构。（2）髋关节脱位的主要病因病机特点及辨证要点。（3）髋关节脱位的并发症。

难点：（1）髋关节脱位与髋部骨折的鉴别要点。（2）髋关节脱位的复位和固定。

解决方法：通过 PBL 教学课程，引导学生围绕病例提出问题、建立假设、收集资料、论证和修正假设、归纳总结等，提高学习能力，更好地理解和掌握学习内容。

【教学课时】

共 9 学时。

第一次指导课 3 学时，引出髋关节脱位病案，通过模拟临床问诊及模拟体格检查，提出诊断思路，开启中医临床诊断思维。

第二次指导课 3 学时，给出患者辅助检查结果，进行鉴别诊断，明确诊断与推出治疗方案。

第三次指导课 3 学时，根据患者的临床表现，学习髋关节脱位的中医辨证论治及手术方案的选择，并对髋关节脱位相关合并证的延伸。

以上各次指导课中学生自由讨论 90 min，学生分析总结 20 min，教师点评总结 10 min。

【教学建议】

（1）人数：参加学生以 6 ~ 8 人为宜。

（2）担任角色：小组长与记录员相对固定。

（3）学习时间分配：重点内容讨论时间约占 80 %，其余内容讨论时间约占 15 %，教师总结与点评时间约占 5 %。

（4）学习方式：课前准备、沟通协调、查找资料、参与讨论、积极表达、组织材料、总结概括、提出解决困难的对策、自我评估、改进提高。

（5）Tutor：准备病例、引导学生、点评讨论、改进教案。

（6）学生学习小结与自我评估：讨论结束后一周内每人交一篇小组讨论记录和自我评估，由小组长收齐送交指导老师。主要内容包括：讨论内容概要，参加讨论的感想、贡献，自己在组织材料和讨论中的优缺点，参与讨论时遇到的困难（知识面、技术面、情绪面等），今后可能采取的对策；也可评价讨论小组的整体水平、其他队员的参与度，如参与讨论的积极性、聆听态度、沟通协调、课前准备、表达能力等，作为成绩的参考及将来改进教案的参考。

指导课1

【患者的就诊情况】

患者刘某，男，45 岁。5 小时前驾驶货车不慎撞击高速防撞隔离带，当时即自觉左下肢疼痛，活动受限，遂由 120 救护车转送到骨科就诊。无昏迷，无头痛，无胸腹部疼痛，无胸闷、气紧，无呼吸困难。既往史：刘某 3 年前得过胃溃疡，当时已治愈。否认手术史及输血史；否认食物及药物过敏史；否认有家族性传染病史。

体格检查：神清，精神差，表情痛苦，左髋压痛，髋关节主动活动功能丧失，被动活动时，出现疼痛加重及保护性痉挛。患肢呈屈曲、内收、内旋及缩短畸形。粘膝征（＋），于左臀部可触及隆起股骨头，大转子向后上移位，患肢远端血运、感觉及活动情况尚可。舌质暗红，舌苔薄白、边有齿痕，脉弦。

【问题与思考】

（1）如何对外伤导致的髋部疼痛患者进行问诊？

（2）如何对髋部疼痛患者进行体格检查？

（3）髋关节脱位的病因病机是什么？

（4）髋关节脱位的发病情况如何？

【学习目标】

（1）掌握髋部疼痛患者主诉及四诊资料的收集。

（2）掌握髋部疼痛相关的体格检查及髋关节脱位的特有体征。

（3）掌握髋关节局部解剖结构以及髋关节脱位的病因病机、分型。

（4）熟悉髋关节脱位的流行病学。

【Tutor 参考重点】

一、外伤导致髋部疼痛患者的问诊内容

（1）主诉和现病史：受伤经过和时间，有无诱因，受伤姿势，髋关节处于内旋内收位还是外展外旋位；重点关注髋部和下肢的活动、疼痛以及麻木情况；有无异常活动，有无下肢肌群瘫痪和皮肤感觉障碍，有无下肢血循环障碍；疼痛的部位、时间、程度、性质、持续或阵发，有无规律；受伤后如何来医院就诊，受伤后经过哪些诊治，诊治后有无效果。

（2）全身伴随症状：有无头晕、头痛、昏迷、胸腹痛、发热、乏力、呕吐、消瘦、胸闷、心悸、二便失禁等。

（3）其他受伤部位：有无全身其他部位肿痛、变形、功能障碍及四肢活动情况。

（4）既往史：有无其他疾病，做过的检查和治疗情况。

（5）个人史。

（6）家族史：家族中有无遗传性疾病患者，如发育性髋关节发育不良等。

（7）婚育史。

二、髋部疼痛相关的体格检查及髋关节脱位的特有体征

（1）视诊：①髋部外观有无畸形，有无肿胀及瘀斑；②髋部肌肉的情况；③髋部自主运动情况；

④舌象。

（2）叩诊：直接叩诊和间接叩诊；髋部压痛的部位、性质等。

（3）神经系统的检查：①运动功能检查；②感觉功能检查；③神经反射检查。

（4）髋关节脱位的特有体征：髋关节是结构相对稳定的关节，非强大暴力不能造成髋关节脱位，因此髋关节脱位多见于活动能力强的青壮年人。髋关节脱位可以合并股骨头骨折、髋臼骨折、股骨干骨折、骨盆骨折、同侧的膝关节损伤、坐骨神经损伤、股动静脉循环障碍，或伤及股神经。髋关节脱位后，主要症状为髋部疼痛、髋关节活动障碍，脱位后的股骨头压迫坐骨神经或闭孔神经，而出现患肢相应的运动、感觉障碍。

三、髋部的局部解剖结构

（1）髋关节的组成。

（2）髋关节的韧带连结：横韧带、髂股韧带、耻股韧带、坐股韧带等。

（3）髋关节囊的起止处：起于髋臼边缘，在关节前面止于转子间线，后面止于股骨颈的中外 1/3 交界处。

（4）坐骨神经、闭孔神经走行及支配区域。

四、不同类型髋关节脱位的病因病机

1. 后脱位

多因间接暴力所致。当屈髋 90° 时，过度内旋内收股骨干，使股骨颈前缘紧抵髋臼前缘支点。此时，股骨头位于较薄弱的关节囊后下方，当受到前方来自腿部、膝前向后及后方作用于背部向前的暴力作用时，可使股骨头冲破关节囊而脱出髋臼，发生后脱位。或屈髋 90°，来自膝前方的暴力由前向后冲击，暴力可通过股骨干传递到股骨头，在造成髋臼或股骨头骨折后发生脱位。向后上方脱位的股骨头可压迫坐骨神经，而出现患肢相应的运动、感觉障碍。

2. 前脱位

当髋关节因外力极度外展、外旋时，大转子顶部与髋臼上缘接触，股骨头因受杠杆作用而被顶出髋臼，突破关节囊的前下方，形成前脱位。脱位后，若股骨头停留在耻骨支水平，则为耻骨部脱位，可引起股动、静脉受压，出现下肢血循环障碍；若股骨头停留在闭孔，则成为闭孔脱位，可压迫闭孔神经，出现大腿内收肌群瘫痪和大腿内侧面皮肤感觉障碍。

3. 中心性脱位

暴力从外侧作用于大转子时，可传达到股骨头而冲击髋臼底部，引起臼底骨折。当暴力继续作用，股骨头可连同髋臼的骨折块一同向盆腔内移位，成为中心性脱位；或当髋关节在轻度外展位，顺股骨纵轴加以冲击外力，也可引起中心性脱位。中心性脱位必然引起髋臼骨折，骨折可成块状或粉碎。中心性脱位时，关节软骨损伤一般较严重，而关节囊及韧带损伤则相对较轻。严重的脱位，股骨头整个从髋臼骨折的底部穿入骨盆，股骨头、颈部被髋臼骨折片夹住，造成复位困难。

五、髋关节脱位的流行病学

髋关节的解剖结构保证了关节的内在稳定，因此髋关节脱位几乎都是因为高能量创伤，多见于活动能力强的青壮年人。约 65% 的脱位是由于摩托车、汽车等车祸所致。汽车和行人碰撞事故、高处坠落、工伤和运动创伤也是髋关节脱位的致伤因素。临床上以后脱位多见。股骨头出髋臼时可发生股骨头骨折、压缩和骨软骨损伤。股骨头撞击前方和后方髋臼可造成股骨头上、前上、后上的骨折，常见的有股骨头圆韧带撕脱骨折。骨折片可以是小的软骨也可以是大块骨软骨。游离的骨片可能在复位后卡在股骨头和髋臼之间，残留骨片导致游离体的症状和关节软骨磨损。

指导课2

【患者的辅助检查情况】

DR 左髋关节正侧位片检查：左股骨头移位于髋臼后缘髂骨后方；X 线正位片可见股骨头脱出髋臼外，头影上移与髋臼上部重叠，股骨呈内收内旋畸形；提示左髋关节后脱位（见图 1）。CT 髋关节平扫检查：左股骨头向后移位至髋臼后上方，关节间隙不存在，提示左髋关节后脱位（见图 2）。髋部 MRI 检查：左髋关节脱位，髋关节积血，髋臼唇 Ⅱ 型撕裂（见图 3）。血常规、生化等实验室检查未见异常。

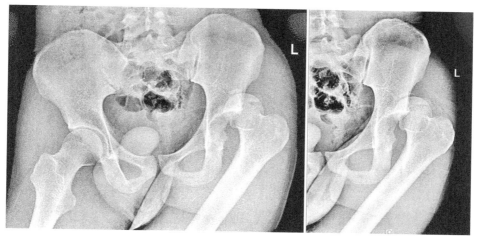

图1　DR左髋关节正侧位片

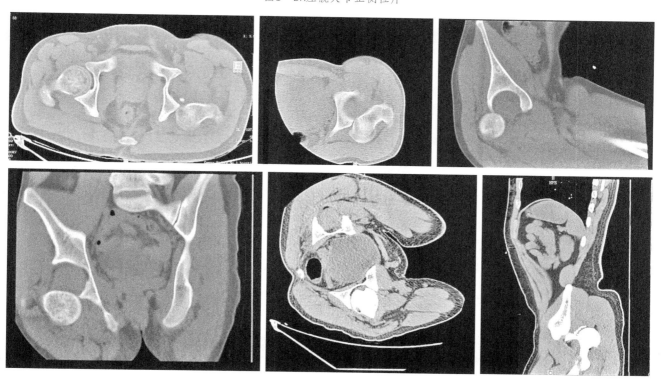

图2　CT髋关节平扫

【问题与思考】

（1）髋关节脱位 X 线、CT 及 MRI 等影像学检查有哪些特点？

（2）髋关节脱位的临床表现和诊断要点有哪些？

（3）髋关节脱位应与哪些疾病进行鉴别诊断？

（4）髋关节脱位的院前急救处理需要注意什么？

（5）髋关节脱位常见的并发症有哪些？

【学习目标】

（1）掌握髋关节脱位的 X 线、CT 及 MRI 等影像学表现。

（2）掌握髋关节脱位的临床表现、诊断要点、分型及鉴别诊断。

（3）熟悉髋关节脱位的院前急救处理。

（4）熟悉髋关节脱位的并发症。

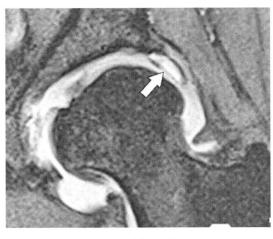

图3　髋部MRI片

【Tutor 参考重点】

一、髋关节脱位 X 线、CT 及 MRI 等影像学检查

1. X 线检查

一般摄髋关节正侧位 X 线片和骨盆平片 X 线片，整体看脱位的部位和类型；股骨头移位、头臼的关系；是否伴随骨折及其程度。X 线片能了解髋关节、骨盆的整体结构，且检查快捷，费用低廉。缺点：常用的平片难以明确显示处于较深部位的病变以及软组织损伤情况，重叠较多。

2. CT 检查

CT 诊断对观察髋臼骨折的大小、位置和移位有重要价值，尤其对髋臼内骨碎片，隐形股骨头的压缩、凹陷骨折优于其他方法。CT 可以进横断位、冠状位、矢状位三维扫描，对于脱位合并髋臼骨折及骨折片进入髋关节的诊断有重要意义。缺点：①图像空间分辨力不如 X 线图像高；②观看横断面图要有丰富的断面解剖知识；③病变的密度与正常组织密度相近的病变，平扫易漏诊，须增强扫描。

3. MRI 检查

MRI 可以诊断臼唇撕裂、股骨头挫伤和微小骨折、坐骨神经损伤、关节内骨折片及盆腔血栓性静脉炎。在创伤初期，MRI 的价值在于观察 CT 不能发现的髋关节间隙增大（显示嵌入的软组织和骨片）。另外，可以看到臼唇撕裂，即使 CT 正常，这样的髋关节也是不稳定的。缺点：①图像受扫描参数、组织参数多重影响，图像解读难；②信号复杂，部分定性困难；③禁忌证及相对禁忌证多；有心脏起搏器者和体内有各种金属植入物的患者检查时要谨慎。此外，由于 MRI 检查时间较长，幽闭恐惧症的患者应事先准备好相关药物。

总之，X 线检查对确定髋关节脱位类型和程度，以及在指导治疗方面具有极为重要的价值，是诊断髋关节脱位的首选方法。CT 检查能清楚地显示股骨头、髋臼及整个骨盆结构复杂的解剖关系和骨折移位情况。MRI 检查具有多平面成像及很高的软组织分辨力，可以诊断臼唇撕裂、股骨头挫伤和微小骨折、坐骨神经损伤、关节内骨折片及盆腔血栓性静脉炎，是脱位损伤早期比较有效的影像学检查手段。

二、髋关节脱位的临床表现、诊断要点及鉴别诊断

1. 临床表现

有外伤史（明显或不明显）；伤后髋部疼痛、活动受限及畸形（当脱位自行复位时，疼痛及功能障碍可明显改善，应注意不要漏诊）。有（或无）下肢神经损伤、骨盆和重要脏器损伤伴休克的表现。

2. 诊断要点

（1）有外伤史。

（2）髋部疼痛及活动障碍为主要症状，有时可放射到下肢，部分患者可有下肢麻木、疼痛，或下肢瘫痪等症状。

（3）髋关节主动活动丧失，被动活动时，出现疼痛加重及保护性痉挛。

（4）弹性固定：患侧的膝部紧贴在健侧的大腿上，并呈弹性固定状态，此为"粘膝征"阳性，是诊断髋关节脱位的重要体征。

（5）一般需要拍摄髋关节正侧位、骨盆平片 X 线片，有时需加摄以髋关节为中心 45° 斜位（Judet 位）片，可观察髋臼骨折情况，以及有无嵌入关节的骨软骨片和关节间隙的不对称，并观察到股骨头有无塌陷和骨折。

（6）CT 检查可见股骨头脱出于髋臼之外的准确位置；还可观察髋臼骨折的大小、位置和移位，尤其可了解髋臼内骨碎片，隐形股骨头的压缩、凹陷骨折情况。

3. 鉴别诊断

（1）髋部软组织挫伤。

（2）髋部骨折。

（3）股骨头坏死。

（4）髋臼撞击综合征。

三、院前髋关节脱位的急救处理要点

在受伤现场就地检查，主要明确三点。第一，损伤的部位，如患者清醒，可询问并触摸其髋部疼痛部位；昏迷患者可触摸股骨头部位；第二，观察伤员患侧下肢是否有神经血管症状，作为搬运时的依据；第三，严格按照"四肢骨折脱位搬运方法"进行固定后搬运。

四、髋关节脱位的并发症

常见的并发症：股骨头骨折、髋臼骨折、股骨干骨折（可能造成髋关节骨折，处理需谨慎）、同侧的膝关节损伤（MRI 检查发生率为 89%）、坐骨神经损伤（发生率为 10% ~ 15%，查体鉴别要提防）、前脱位致股动、静脉循环障碍，或伤及股神经。

指导课3

【患者的治疗情况】

刘某住院治疗（手法整复后一天），疼痛症状未减轻。医生查体后，申请髋部 CT 检查，发现股骨头与髋臼间可见碎骨片。医生建议刘某手术治疗。完善相关术前检查及准备后，在腰麻下行左髋臼骨折切开复位内固定术＋左髋关节清理术，术后拍片显示左髋术后对线对位关系良好；左髋疼痛逐渐好转，2 周后伤口拆线，持续牵引 4 周后出院，现已能在助行器帮助下下地行走。

【问题与思考】

（1）髋关节脱位如何进行中医辨证论治？
（2）髋关节脱位的固定方法是什么？
（3）髋关节脱位手术治疗的适应证是什么？
（4）髋关节脱位手术治疗的方法如何选择？
（5）髋关节脱位手术治疗的风险有哪些？
（6）髋关节脱位的术后康复治疗及预防方法是什么？

【学习目标】

（1）掌握髋关节脱位保守治疗、中医辨证论治的方法。
（2）掌握髋关节脱位的固定方法及髋关节脱位手术治疗的适应证。
（3）熟悉髋关节脱位手术治疗的方法。
（4）熟悉髋关节脱位的术后康复治疗及预防。

【Tutor 参考重点】

一、髋关节脱位的保守治疗方法

1. 治疗原则

新鲜脱位，一般以手法闭合复位为主；陈旧性脱位，力争手法复位，若有困难，可考虑切开复位；脱位合并臼缘骨折，一般随脱位的整复，骨折亦随之复位；合并股骨干骨折，先整复脱位，再整复骨折。

2. 整复方法

（1）后脱位复位手法。

①屈髋拔伸法：患者仰卧于木板床或铺于地面的木板上。助手以两手按压髂前上棘以固定骨盆。术者面向患者，弯腰站立，骑跨于患肢上，用双前臂、肘窝扣在患肢腘窝部，使其屈髋、屈膝各 90°。先在内旋、内收位顺势拔伸，然后垂直向上拔伸牵引，使股骨头接近关节囊裂口，略将患肢旋转，促使股骨头滑入髋臼，当听到入臼声后，再将患肢伸直，即可复位。

②回旋法：患者仰卧，助手以双手按压双侧髂前上棘固定骨盆，施术者立于患侧，一手握住患肢踝部，另一手以肘窝提托腘窝部，在向上提拉的基础上，将患者大腿内收、内旋，髋关节极度屈曲，使膝部贴近腹壁，然后将患肢外展、外旋、伸直。在此过程中听到入臼声，复位即告成功。因为此法的屈曲、外展、外旋、伸直是一连续动作，形状恰似一个问号"？"（左侧）或反问号"¿"（右侧），故亦称为"划问号复位法"。

③俯卧下垂法：患者俯卧于床沿，双下肢完全置于床外。健肢由助手扶持，保持在伸直水平位；患肢下垂，助手用双手固定骨盆，施术者一手握其踝关节上方，使屈膝90°，利用患肢的重量向下牵引，施术者在牵引过程中，可轻旋患侧大腿，用另一手加压于腘窝，增加牵引力，使其复位。

（2）前脱位复位手法。

①屈髋拔伸法：患者仰卧于铺于地面的木板上，一助手将骨盆固定，另一助手将患肢微屈膝，并在髋外展、外旋位渐渐向上拔伸至屈髋90°；施术者双手环抱患者大腿根部，将大腿根部向后外方按压，可使股骨头回纳髋臼内。

②反回旋法：其操作步骤与后脱位相反，先将髋关节外展、外旋，然后屈髋、屈膝，再内收、内旋，最后伸直下肢。

（3）中心性脱位复位手法。

①拔伸扳拉法：若脱位为轻微移位，可用此法。患者仰卧，一助手握患肢踝部，使足中立，髋外展约30°，在此位置下拔伸旋转；另一助手把住患者腋窝行反向牵引。施术者立于患侧，先用宽布带绕过患侧大腿根部，一手推骨盆向健侧，另一手抓住绕大腿根部的布带向外拔拉，可将内移的股骨头拉出。触摸大转子，与健侧相比，两侧对称，即为复位成功。此法仅适用于轻微脱位患者。

②持续牵引复位法：患者仰卧位，患侧用股骨髁上牵引，重量8～12 kg，可逐步复位。若复位不成功，可在大转子部前后位用骨圆针贯穿，或在大转子部钻入一带环螺丝钉，做侧方牵引，侧牵引重量5～7 kg。在向下、向外两个分力的同时作用下，可将股骨头牵出。经床边X线摄片，确实已将股骨头拉出复位后，减轻髁上及侧方牵引重量至维持量，继续牵引8～10周。此法适用于股骨头突入骨盆腔较严重的患者。

3. 固定方法

复位后，可采用皮肤牵引或骨牵引固定，患肢两侧置沙袋防止内、外旋，牵引重量5～7 kg。通常牵引3～4周，中心性脱位牵引6～8周，要待髋臼骨折愈合后才可考虑解除牵引。

4. 中医的三期辨证论治

早期（伤后2周以内）：治则以活血化瘀、行气止痛为主，方选活血止痛汤加减。

中期（伤后2～4周）：治则以理气活血、调理脾胃，兼补肝肾为主，方选四物汤加减。

后期（伤后4周以后）：治则以补气血、养肝肾、壮筋骨、利关节为主，方选健步虎潜丸或补肾壮筋汤加减。

5. 功能锻炼

整复后即可在牵引制动下，行股四头肌及踝关节锻炼。解除固定后，可先在床上做屈髋、屈膝、内收、外展和内外旋锻炼。之后再逐步做扶拐不负重锻炼。3个月后，做X线摄片检查，见股骨头血供良好，方可下地做下蹲、行走等负重锻炼。为中心性脱位时，关节面因有破坏，床上练习可适当提早，而负重锻炼则应相对推迟，以减少创伤性关节炎及股骨头缺血性坏死的发生。

二、髋关节脱位手术治疗的适应证

（1）脱位合并大块臼缘骨折，妨碍手法复位者。

（2）中心性脱位，骨折块夹住股骨头难以脱出者。

（3）有坐骨神经、闭孔神经及股动静脉受压，手法复位不能解除压迫者。

（4）陈旧性脱位超过2～3个月，估计手法复位有困难者。

三、髋关节脱位手术治疗的方法

（1）骨折脱位切开复位内固定术。

（2）髋关节清理术。

（3）髋关节融合术。

（4）人工髋关节置换术。

四、髋关节脱位手术的风险

（1）术中风险：定位错误、神经和／或血管损伤、髋臼损伤。

（2）术后风险：感染、坐骨神经损伤、迟发性坐骨神经麻痹、异位骨化、血栓栓塞。

五、髋关节脱位术后的康复治疗及预防

（1）术后康复：术后绝对卧床，注意伤口渗血情况、注意患肢远端血运、感觉及活动情况；术后患肢可采用皮肤牵引或骨牵引固定，患肢两侧置沙袋，防止内、外旋；鼓励患者早期进行股四头肌功能锻炼，以及进行"膝泵""踝泵"锻炼，避免下肢静脉血栓形成。

（2）预防：早期复位可缩短股骨头血液循环受损时间，是预防股骨头坏死的最有效方法。髋关节脱位患者一般 2～3 个月内患肢不允许完全负重，以免缺血的股骨头受压而塌陷，脱位后每隔 2 个月摄髋部 X 线片 1 次，大约在 1 年及以上证明股骨头血运供给良好，无股骨头坏死情况，方可弃拐，逐渐恢复正常活动。

第三章　筋　伤

第一节　颈部筋伤

颈椎病

导　言

【概述】

颈椎病是指颈椎骨质增生、颈项韧带钙化、颈椎间盘退行性改变等，刺激或压迫颈部神经、脊髓、血管而产生的一系列症状和体征的综合征。颈椎病是一种常见病，中医学中虽然没有颈椎病的提法，但是其相关症状散见于痹证、痿证、项强、眩晕等方面的论述中。本病多见于40岁以上中老年患者。

本案例从一个以颈痛为主诉的患者切入，通过模拟临床医生收治患者的全过程，引导学生学会询问病史，进行全面的体格检查和必要的辅助检查，并以此为基础指导学生联系解剖、病理、诊断、药理、中医骨伤科学等学科，从多个角度及层面对病情进行综合分析，最终帮助学生建立系统规范的临证诊治思路。

【病例摘要】

患者李某，67岁，退休工人，平时爱好钓鱼，近2个月自感经常出现右侧颈肩部疼痛，以酸胀痛为主，并向右上臂放射。自行贴了几天膏药，自觉效果不明显，且症状越来越重，出现上肢沉重、酸软无力、持物易坠落等症状，遂到骨科就诊。

体格检查：颈部无畸形，颈肌紧张，颈椎横突尖前侧有放射性压痛，颈部活动受限、僵硬；右侧手内在肌肌力Ⅲ级，腕伸肌肌力Ⅲ级，腕曲肌肌力Ⅳ级，肱二头肌、肱三头肌Ⅳ级，三角肌肌力Ⅳ级；拇指及食指感觉减退；右侧臂丛神经牵拉试验阳性，颈椎间孔挤压试验阳性。舌质暗红，舌苔薄白、边有齿痕，脉弦。

辅助检查：①颈椎DR见颈椎曲度变直，骨质增生，颈5/6椎间隙变窄，钩椎关节间隙模糊；②CT提示颈颈椎骨质增生，颈5/6椎间盘突出（右）；③MRI提示椎管变窄，C3/4、C4/5、C5/6椎间盘突出，硬脊膜囊受压颈5/6压迫右侧颈5神经根；④血常规、生化等实验室检查未见异常。

中医诊断：项痹病，气滞血瘀证；西医诊断：颈椎病，神经根型。

治疗经过：李某住院治疗1周，症状未减轻。医生再次做了详细的查体，除原体征外，右侧伸腕肌力较前下降，右侧霍夫曼征阳性。医生建议李某行手术治疗。完善相关术前检查及准备后，在全麻下行颈 5/6 椎间盘摘除椎管减压 + 椎间融合器植骨融合手术，术后颈痛伴右上肢放射痛症状消失，2 周后伤口拆线出院。

【教学目标】

掌握：（1）颈痛的四诊技能。（2）颈椎病的临床表现、诊断与鉴别诊断。（3）颈椎病的中西医治疗方法。

熟悉：（1）颈椎病的发病机制。（2）颈肌功能锻炼方法。

了解：以患者为中心的人文关怀。

【教学内容】

基础医学：（1）颈椎病的病因及发病机制。（2）颈椎的生物力学及局部解剖结构。

临床医学：（1）颈痛的问诊内容。（2）颈椎病的临床表现。（3）不同类型颈椎病的区别。（4）X 线、CT、MRI 检查在颈椎病诊断中的作用。（5）颈椎病的病因病机、临床表现、诊断标准及鉴别诊断。（6）颈椎病不同治疗方案的适应证。（7）颈椎病保守治疗的方法。（8）颈椎病手术方式的选择。

医学人文：（1）颈椎病的流行病学。（2）颈椎病的预防及预后。

【教学重点及难点】

重点：颈椎病的临床诊断与治疗。

难点：（1）不同类型颈椎病的区别。（2）颈椎病的分型。

解决方法：通过 PBL 教学课程，引导学生围绕病例提出问题、建立假设、收集资料、论证和修正假设、归纳总结等，提高学习能力，更好地理解、掌握学习内容。

【教学课时】

共 9 学时。

第一次指导课 3 学时，引出颈椎病病案，通过模拟临床问诊及模拟体格检查，提出诊断思路。

第二次指导课 3 学时，给出患者检查结果，明确诊断与治疗方法。

第三次指导课 3 学时，根据患者的临床表现，学习颈椎病的中医辨证及手术方案的选择。

以上各次指导课中学生自由讨论 90 min，学生分析总结 20 min，教师点评总结 10 min。

【教学建议】

（1）人数：参加学生以 6 ~ 8 人为宜。

（2）担任角色：小组长与记录员相对固定。

（3）学习时间分配：重点内容讨论时间约占 80 %，其余内容讨论时间约占 15 %，教师总结与点评时间约占 5 %。

（4）学习方式：课前准备、沟通协调、查找资料、参与讨论、积极表达、组织材料、总结概括、提出解决困难的对策、自我评估、改进提高。

（5）Tutor：准备病例、引导学生、点评讨论、改进教案。

（6）学生学习小结与自我评估：讨论结束后一周内每人交一篇小组讨论记录和自我评估，由小组长收齐送交指导老师。主要内容包括：讨论内容概要，参加讨论的感想、贡献，自己在组织材料和讨论中的优缺点，参与讨论时遇到的困难（知识面、技术面、情绪面等），今后可能采取的对策；也可评价讨论小组的整体水平、其他队员的参与度，如参与讨论的积极性、聆听态度、沟通协调、课前准备、表达能力等，作为成绩的参考及将来改进教案的参考。

指导课1

【患者就诊时情况】

患者李某，67 岁，退休工人，平时爱好钓鱼，近 2 个月自感经常出现右侧颈肩部疼痛，以酸胀痛为主，并向右上臂放射，李某贴了几天膏药，自觉效果不明显，且症状越来越重，出现上肢沉重、酸软无力、持物易坠落等症状，遂到骨科就诊。

体格检查：颈部无畸形，颈肌紧张，颈椎横突尖前侧有放射性压痛，颈部活动受限、僵硬；右侧手内在肌肌力Ⅲ级，腕伸肌肌力Ⅲ级，腕曲肌肌力Ⅳ级，肱二头肌、肱三头肌Ⅳ级，三角肌肌力Ⅳ级；拇指及食指感觉减退；右侧臂丛神经牵拉试验阳性，颈椎间孔挤压试验阳性。舌质暗红，舌苔薄白、边有齿痕，脉弦。

【问题与思考】

（1）颈椎病、颈痛患者的问诊内容有哪些？
（2）颈椎病的初步诊断应考虑什么？应与哪些疾病相鉴别？
（3）需要做哪些辅助检查以明确诊断？

【学习目标】

（1）掌握颈椎病患者四诊资料的收集方法。
（2）掌握颈椎病相关的体格检查方法。
（3）熟悉颈椎病的病因病机。

【Tutor 参考重点】

一、颈椎病患者的问诊内容

（1）起病缓急，有无诱因，疼痛的部位、程度、性质、持续或阵发，有无规律。
（2）白天或夜间是否痛甚，活动后是否加重或缓解，休息后是否减轻。
（3）有无伴随症状或全身症状，如头晕、眼花、发热、乏力、消瘦、皮疹和晨僵等。
（4）有无其他关节肿痛、变形和功能障碍。
（5）既往有无类似疾病发作，做过的检查和治疗情况。
（6）家族中有无类似疾病患者，如强直性脊柱炎。

二、颈椎病相关的体格检查

1. 视诊

当患者步入诊室的时候，评估就已经开始了。观察患者的步态，痉挛步态往往提示着上运动神经元损害。让患者脚跟对脚尖地走步，如果患者难以保持身体平衡，提示脊髓病的早期体征。患者坐下后，从各个方向观察其头部的位置，有助于发现颈椎畸形。

2. 触诊

视诊之后应进行触诊，包括颈部和颈椎的骨性和软组织结构。椎旁肌深压痛是颈痛患者常见的表现，不具特异性。斜方肌或肩胛骨内侧缘的压痛并不常见，可能反映了潜在的颈间盘突出或关节突骨性关节炎。

棘上韧带和棘间韧带压痛远比椎旁肌压痛少见，能比较准确地反映病理的部位。因此，颈椎外伤的患者一定要触诊后方结构，压痛的部位能够比较准确地提示骨折和韧带损伤的部位。C7 和 T1 棘突往往最高，容易触及，是常用的解剖标志。

3. 活动范围

活动范围应包括对颈椎屈伸、轴向旋转和侧屈的客观评估。

4. 神经学检查

上肢神经学检查是颈椎病患者物理检查最重要的部分。特征性的感觉、运动和反射改变能够反映颈椎神经根受压的节段。

三、颈椎病的病因病机

由于颈椎位于较为固定的胸椎与有一定重量的头颅之间，活动的幅度和频繁程度比胸椎大，因此更加容易发生劳损，使颈椎椎间关节退变速度加快。椎间盘由于承担着负重与屈伸活动双重功能，一般最先发生退行性改变，通常在 30 岁以后开始退变，其顺序多为颈 5、6 和颈 6、7 以及颈 4、5。随着年龄的增长，退变逐渐加重，这是一种生理性的老化变性现象。但如果变性超过了相应的年龄范围，就成为病理性改变。椎间盘退变最先表现为髓核脱水。随着髓核水分的减少，越来越多的应力作用在纤维环上，最终出现纤维变性、分离或断裂，强度减弱。髓核可以穿过裂隙向外突出。当髓核向外侧突出，会累及椎动脉或交感神经；向后外侧突出则可致颈神经根受压或部分脊髓受压；向后侧突出通常致使脊髓受压导致脊髓病。随着椎间盘退变过程的发展，纤维环耐受牵拉与压缩的能力减弱、椎间隙变窄，使前、后纵韧带松弛，而椎间活动度异常，有的出现节段性不稳定。纤维环在椎体边缘的附着处因不断受到牵拉而出现牵拉性骨赘，形成的骨赘可同突出的椎间盘一起对神经根或脊髓构成压迫，并产生临床症状。当神经根受到直接压迫或受到突出的椎间盘和骨赘的牵拉，就可能产生神经根损害，导致该神经根支配区的感觉、运动和反射的异常。

指导课2

【患者的辅助检查情况】

辅助检查：① DR 颈椎矢状位片可见颈椎曲度变直，骨质增生，5/6 椎间隙变窄，钩椎关节间隙模糊（见图 1）；② CT 颈椎矢状位片提示颈椎骨质增生，5/6 椎间盘突出（右）（见图 2）；③ MRI 颈椎矢状位片提示椎管变窄，C3/4、C4/5、C5/6 椎间盘突出，硬脊膜囊受压，5/6 压迫右侧颈 5 神经根（见图 3）；④血常规、生化等实验室检查未见异常。

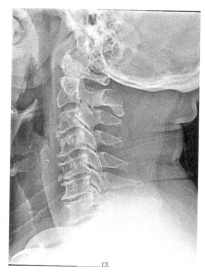

图1 DR颈椎矢状位片

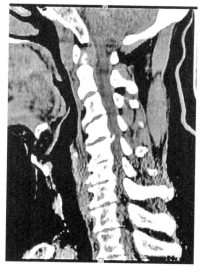

图2 CT颈椎矢状位片

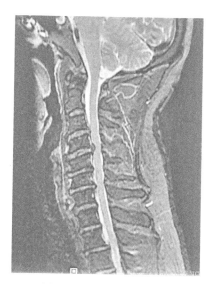

图3 MRI颈椎矢状位片

【问题与思考】

（1）脊柱骨折 X 线、CT 及 MRI 的影像学表现有哪些特点？

（2）颈椎病的临床表现有哪些，如何鉴别诊断？

【学习目标】

（1）掌握颈椎病 X 线、CT 及 MRI 的影像学特点。

（2）掌握颈椎病的临床表现及鉴别诊断。

【Tutor 参考重点】

一、X 线、CT 及 MRI 检查在颈椎病诊断及治疗中的作用

1. X 线检查

（1）颈椎正侧位情况。

（2）颈椎过屈过伸位情况。

2. CT 检查

颈椎病在 CT 扫描上的主要表现为有骨性椎管狭窄，后纵韧带骨化，突出的椎间盘骨化等。CT 诊断对颈椎病有重要诊断价值，尤其对颈椎椎管狭窄骨性狭窄的诊断优于其他方法。

3. MRI 检查

MRI 检查能够很好地评估椎间盘、硬膜囊、神经根及周围组织的关系。除此之外，由于 MRI 较易获得脊柱的整体图像，因此对于病变节段不明确的颈痛患者，往往首先让其进行 MRI 检查，便于降低漏诊率。MRI 检查的主要缺点是带有心脏起搏器者和体内有各种金属植入物的患者检查时要谨慎。此外，由于 MRI 检查时间较长，幽闭恐惧症的患者应事先准备好相关的药物。

二、不同类型颈椎病的临床表现

1. 神经根型颈椎病

（1）具有较典型的根性症状（麻木、疼痛），且范围与颈脊神经所支配的区域相一致。

（2）压头试验或臂丛牵拉试验呈阳性。

（3）影像学所见与临床表现相符合。

（4）痛点封闭无显效。

（5）除外颈椎外病变如胸廓出口综合征、腕管综合征、肘管综合征、肩周炎等所致的以上肢疼痛为主的疾患。

2. 脊髓型颈椎病

（1）临床上出现颈脊髓损害的表现。

（2）X 线片上显示椎体后缘骨质增生、椎管狭窄，影像学证实存在脊髓压迫。

（3）除外肌萎缩性侧索硬化症、脊髓肿瘤、脊髓损伤、多发性末梢神经炎等。

3. 椎动脉型颈椎病

（1）曾有猝倒发作，并伴有颈源性眩晕。

（2）旋颈试验呈阳性。

（3）X 线片显示节段性不稳定或枢椎关节骨质增生。

（4）多伴有交感神经症状。

（5）除眼源性、耳源性眩晕外。

（6）除椎动脉 I 段（进入颈 6 横突孔以前的椎动脉段）和椎动脉 III 段（出颈椎进入颅内以前的椎动脉段）受压所引起的基底动脉供血不全外。

（7）手术前需行椎动脉造影或数字减影椎动脉造影（DSA）。

4. 交感神经型颈椎病

（1）临床表现为头晕、眼花、耳鸣、手麻、心动过速、心前区疼痛等一系列交感神经症状。

（2）X 线片提示颈椎有失稳或退变。

（3）椎动脉造影阴性。

三、不同颈椎病类型与其他疾病的鉴别诊断

1. 神经根型颈椎病与其他疾病的鉴别

颈肋和前斜角肌综合征，椎管内髓外硬脊膜下肿瘤，椎间孔及其外周的神经纤维瘤，肺尖附近的肿瘤可引起的上肢疼痛，神经痛性肌萎缩，心绞痛，风湿性多肌痛。

2. 脊髓型颈椎病与其他疾病的鉴别

肌萎缩性侧索硬化，多发性硬化，椎管内肿瘤，脊髓空洞。

3. 椎动脉型颈椎病与其他疾病的鉴别

其他原因引起的椎基底动脉供血，如椎动脉粥样硬化和发育异常等（椎动脉造影是最可靠的鉴别方法）。

4. 交感神经型颈椎病与其他疾病的鉴别

冠状动脉供血不足，神经官能症，更年期综合征，其他原因所致的眩晕。

指导课3

【患者的治疗情况】

李某住院治疗1周，症状未减轻。医生再次做了详细的查体，除原体征外，右侧伸腕肌力较前下降，右侧霍夫曼征阳性。医生建议李某行手术治疗。完善相关术前检查及准备后，在全麻下行颈5/6椎间盘摘除椎管减压＋椎间融合器植骨融合手术。术后颈痛伴右上肢放射痛症状消失，2周后伤口拆线出院。

【问题与思考】

（1）颈椎病保守治疗的适应证有哪些？
（2）颈椎病中西医保守治疗的方法有哪些？
（3）颈椎病手术治疗的适应证有哪些？
（4）颈椎病手术治疗的方法有哪些？
（5）颈椎病的术后康复治疗及预防有哪些？

【学习目标】

（1）掌握颈椎病保守治疗的适应证。
（2）掌握颈椎病中西医保守治疗的方法。
（3）掌握颈椎病手术治疗的适应证。
（4）掌握颈椎病手术治疗的方法。
（5）熟悉颈椎病手术治疗的风险。
（6）熟悉颈椎病的术后康复治疗及预防。

【Tutor 参考重点】

一、颈椎病保守治疗的适应证

（1）首次发病者：原则上均应先予非手术疗法，除非有明显的神经损害症状。
（2）症状较轻者：其病程可能持续时间较长，临床缓解期也较长。
（3）全身或局部情况不适宜手术者：主要指年迈体弱的高龄患者或手术部位有其他病变者。

二、颈椎病中西医保守治疗的方法

（1）卧床休息、颈托保护。
（2）中医外治、针灸、推拿及理疗。
（3）西药消除局部炎症及水肿（局部注射）。
（4）中药辨证施治。
（5）颈肌功能锻炼。

三、颈椎病手术治疗的适应证

（1）因退变形成致压物对神经损害的进行性发展而并非手术治疗失败者（包括脊髓型颈椎病），诊断明确又有影像学支持。

（2）神经根型颈椎病者，非手术治疗后疼痛仍剧烈存在，不能缓解，根性症状逐渐加重，表现出神经根性损害。

（3）严重的颈肩疼痛非手术治疗无效者，在排除其他疾病后，影像显示与临床相对应的节段致压物存在。

四、颈椎病手术治疗的方法

目前颈椎病的手术根据入路分为前路和后路。前路手术的目的是彻底解除脊髓和神经根的压迫，稳定颈椎；后路手术的目的是扩大椎管、解除脊髓的压迫。脊髓多节段受压（三个或三个以上节段），尤其是 MRI 上显示脊髓腹背侧均受压者，如发育性和退变性颈椎管狭窄、OPLL，应当采用后路椎板成形术（双开门、单开门）。脊髓单节段或 2 个节段受压而椎管比值等于或大于 0.75 者、强后凸形成且有明显不稳定者，采用前路减压、椎体间植骨融合术。对于伴有局限性椎管狭窄的脊髓型颈椎病、局限性后纵韧带骨化者，应采用椎体次全切除术。

五、颈椎病的手术风险

（1）术中风险：定位错误，神经根损伤，硬膜囊损伤，颈部血管、食管、气管等损伤。

（2）术后风险：内固定失败、融合失败、发热反应及感染、椎间盘炎、切口脑脊液漏、临近节段退变加速。

六、颈椎病术后的康复治疗及预防

（1）术后康复：术后 2 小时内宜以平卧为主，注意引流通畅，定时翻身。视引流量术后 72 小时拔除引流管，鼓励患者戴颈托保护下床活动。

（2）预防：注意平时劳动姿势，避免久坐低头；纠正不良姿势和习惯，加强锻炼，增强体质，尤其加强颈肌功能锻炼。

第二节 肩部筋伤

肩关节周围炎

导 言

【概述】

肩周炎，又称肩关节周围炎，俗称冻结肩、五十肩，是一种以肩部逐渐产生疼痛，夜间为甚，逐渐加重，肩关节活动功能受限而且日益加重，达到某种程度后逐渐缓解，直至最后完全复原为主要表现的肩关节囊及其周围韧带、肌腱和滑囊的慢性特异性炎症。肩周炎是以肩关节疼痛和活动不便为主要症状的常见病症，可有广泛压痛，并向颈部及肘部放射，还可出现不同程度的三角肌萎缩。本病的好发年龄在 50 岁左右，女性发病率略高于男性，多见于体力劳动者。如得不到有效的治疗，有可能严重影响肩关节的功能活动。

本案例从一个以肩膀疼痛、活动受限为主诉的患者切入，通过模拟临床医生收治患者的全过程，引导学生学会询问病史，进行全面的体格检查和必要的辅助检查，并以此为基础指导学生联系解剖、病理、诊断、药理、中医骨伤科学等学科，从多个角度及层面对病情进行综合分析，最终帮助学生建立系统规范的临证诊治思路。

【病例摘要】

患者陈某，男，52 岁，单位职工，有糖尿病病史，近半年来无明显诱因出现左肩关节阵发性疼痛，自行贴"伤湿止痛膏"，疼痛无明显缓解，并逐渐加重，且呈持续性，气候变化或劳累后疼痛加重，疼痛可向上肢扩散，夜间疼痛较白昼为甚，左肩特别怕冷，夜间睡觉需将左肩覆盖严实，左肩活动越来越差，近期梳头、穿衣、洗脸、叉腰等动作均难以完成，遂到骨科就诊。

体格检查：左肩未见明显红肿，未见明显肌肉萎缩，左肩广泛压痛；Jobe's Test 弱阳性，内外旋抗阻实验阴性，Yergason Test、O'Brien Test、Speed Test 均阴性；肩峰撞击试验患者不能配合；左肩活动度：外展上举 45°，前屈上举 30°，外旋（体侧）5°，内旋左拇指可及左臀部；肢体远端血运、感觉、活动正常。舌质暗，苔薄白，脉沉弦。随机血糖 16.7 mmol/L。

左肩 DR 未见异常，左肩 MRI 检查结果提示腋囊增厚并积液，肩袖连续性完整。

医生予行左肩关节腔内注射罗哌卡因＋曲安奈德注射液的混合物后，给予手法松解，并指导患者进行功能锻炼，经治疗 1 周后患者疼痛基本消失，左肩功能接近正常，重新恢复正常工作及生活。

【教学目标】

掌握：（1）肩周炎的临床表现、诊断要点与鉴别诊断。（2）肩周炎的中西医治疗方法。

熟悉：（1）肩周炎的发病机制。（2）肩关节的体格检查。（3）肩关节功能锻炼的方法。

了解：以患者为中心的人文关怀。

【教学内容】

基础医学：（1）肩周炎的病因及发病机制。（2）肩关节的生物力学及局部解剖结构。

临床医学：（1）肩周炎的问诊内容。（2）肩周炎和肩袖损伤的区别。（3）不同类型的肩关节疼痛的区别。（4）X 线、CT、MRI 检查在肩痛患者诊断中的作用。（5）肩周炎的病因、临床表现、诊断标准及鉴别诊断。（6）肩周炎不同治疗方案的适应证。（7）肩周炎保守治疗的方法。（8）肩周炎手术方式的选择。

医学人文：（1）肩周炎的流行病学。（2）肩周炎的预防及预后。

【教学重点及难点】

重点：肩周炎的临床诊断与治疗。

难点：肩周炎与其他肩痛疾病的鉴别。

解决方法：通过 PBL 教学课程，引导学生围绕病例提出问题、建立假设、收集资料、论证和修正假设、归纳总结等，提高学习能力，更好地理解、掌握学习内容。

【教学课时】

共 9 学时。

第一次指导课 3 学时，引出肩周炎病案，通过模拟临床问诊及模拟体格检查，提出诊断思路。

第二次指导课 3 学时，给出患者检查结果，明确诊断与治疗方法。

第三次指导课 3 学时，根据患者的临床表现，学习肩周炎的中医辨证及治疗方案的选择。

以上各次指导课中学生自由讨论 90 min，学生分析总结 20 min；教师点评总结 10 min。

【教学建议】

（1）人数：参加学生以 6 ~ 8 人为宜。

（2）担任角色：小组长与记录员相对固定。

（3）学习时间分配：重点内容讨论时间约占 80 %，其余内容讨论时间约占 15 %，教师总结与点评时间约占 5 %。

（4）学习方式：课前准备、沟通协调、查找资料、参与讨论、积极表达、组织材料、总结概括、提出解决困难的对策、自我评估、改进提高。

（5）Tutor：准备病例、引导学生、点评讨论、改进教案。

（6）学生学习小结与自我评估：讨论结束后一周内每人交一篇小组讨论记录和自我评估，由小组长收齐送交指导老师。主要内容包括：讨论内容概要，参加讨论的感想、贡献，自己在组织材料和讨论中的优缺点，参与讨论时遇到的困难（知识面、技术面、情绪面等），今后可能采取的对策；也可评价讨论小组的整体水平、其他队员的参与度，如参与讨论的积极性、聆听态度、沟通协调、课前准备、表达能力等，作为成绩的参考及将来改进教案的参考。

指导课1

【患者就诊情况】

患者陈某，男，52岁，单位职工，近半年来无明显诱因出现左肩关节阵发性疼痛，自行贴"伤湿止痛膏"，疼痛无明显缓解，并逐渐加重，且呈持续性，气候变化或劳累后疼痛加重，疼痛可向上肢扩散，夜间疼痛较白昼为甚，左肩特别怕冷，夜间睡觉需将左肩覆盖严实，左肩活动越来越差，近期梳头、穿衣、洗脸、叉腰等动作均难以完成，遂到骨科就诊。陈某发病前偶有左肩酸胀不适，自行贴"伤湿止痛膏"均能逐渐缓解，这次贴"伤湿止痛膏"无效。有糖尿病病史，一直服用"阿卡波糖片"控制血糖，血糖控制效果一般；否认手术史及输血史；否认食物及药物过敏史。

骨科医生给他做了详细的体格检查：左肩未见明显红肿，未见明显肌肉萎缩，左肩广泛压痛，肩峰下及二头肌沟为甚；Jobe's Test 弱阳性，内外旋抗阻实验阴性；Yergason Test、O'Brien Test、Speed Test 均阴性；肩峰撞击试验患者不能配合；左肩活动度：外展上举45°，前屈上举30°，外旋（体侧）5°，内旋左拇指可及左臀部；肢体远端血运、感觉、活动正常。舌质暗，苔薄白，脉沉弦。

【问题与思考】

（1）肩痛患者的问诊内容有哪些？

（2）肩周炎的初步诊断应考虑什么？应与哪些疾病相鉴别？

（3）肩周炎需要做哪些辅助检查以明确诊断？

【学习目标】

（1）掌握肩痛患者四诊资料的收集方法。

（2）掌握肩痛相关的体格检查方法。

（3）熟悉肩周炎的临床分期。

（4）熟悉肩关节疼痛常见疾病及诊断要点。

【Tutor 参考重点】

一、肩痛患者的问诊内容

（1）起病缓急，有无诱因，疼痛的部位、程度、性质、持续或阵发，有无规律。

（2）白天或夜间是否痛甚，活动后是否加重或缓解，休息后是否减轻。

（3）有无伴随症状或全身症状，如发热、乏力、消瘦、皮疹和晨僵等。

（4）有无其他关节肿痛、变形和功能障碍。

（5）既往有无类似情况发生，做过的检查和治疗情况。

（6）家族中有无类似疾病患者。

二、肩关节疼痛常见疾病及诊断要点（见表 1）

表1　肩关节疼痛常见疾病及诊断要点

常见疾病	诊断要点
肩周炎	好发于50岁左右中年人，关节疼痛，夜间明显，主被动活动均受限，MRI检查可见关节囊特别腋囊增厚明显
肩袖损伤	好发于老年人，关节疼痛，肩上活动疼痛明显，主动活动受限，被动活动尚可，压痛点在大结节，Jobe's Test阳性，MRI检查提示肩袖撕裂
钙化性肩袖炎	突然发作，疼痛剧烈，难以入睡，关节活动因疼痛受限明显，压痛点在大结节，X线检查可见大结节附近有钙化影
肩峰撞击综合征	好发于中老年人，关节疼痛，肩上活动疼痛明显，主动活动稍受限，被动活动正常，压痛点在肩峰下，Neer's Sign、Hawkins Sign阳性，X线检查提示Ⅱ型或Ⅲ型肩峰

三、肩周炎的临床分期（见表 2）

表2　肩周炎的临床分期

分期	表现
始冻期	疼痛加重，活动度受限加剧
冻结期	疼痛渐缓，活动度受限加剧
解冻期	疼痛消失，活动度逐渐恢复

指导课2

【患者的辅助检查情况】

左肩正位加冈上肌出口位 X 线检查：提示 I 型肩峰。左肩 MRI：左肩关节囊增厚水肿，腋囊＞ 3 mm（见图 1）。

医生告知陈某所患疾病为"肩周炎"，鉴于其症状重，关节受限明显，病史长，严重影响生活质量，建议陈某行关节腔内注射麻药及消炎止痛药物后立即行关节手法松解，并指导肩关节被动功能锻炼，同时予中药外治理疗，西药消炎止痛药物口服治疗。

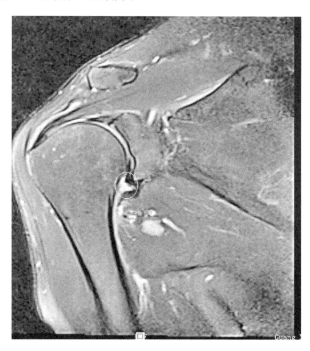

图1　左肩MRI检查

【问题与思考】

（1）X 线、MRI 检查在肩周炎诊断及治疗中的作用是什么？

（2）肩周炎的病因、发病机制是什么？

（3）肩周炎的临床表现有哪些，如何诊断及鉴别诊断？

（4）如何选择肩周炎的治疗方案？

【学习目标】

（1）掌握 X 线、MRI 检查在肩周炎诊断及治疗中的作用。

（2）掌握肩周炎的病因、发病机制。

（3）掌握肩周炎的临床表现、诊断及鉴别诊断。

（4）熟悉肩周炎治疗方案的选择。

【Tutor 参考重点】

一、X 线、MRI 检查在肩周炎诊断及治疗中的作用

1. X 线检查

（1）肩关节正位。

（2）冈上肌出口位。

2. MRI 检查

MRI 能够很好地显示肩袖、肩锁关节、盂肱关节及周围组织的病变，因此肩关节疼痛影像学检查优先选择 MRI。

二、肩周炎的病因病机及发病率

1. 病因病机

（1）肩周炎大多发生于 40 岁以上的中老年人，其软组织发生退行性病变，对各种外力的承受能力减弱。

（2）长期过度活动，姿势不良等所产生的慢性致伤力。

（3）上肢外伤后肩部固定过久，肩周组织继发萎缩、粘连。

（4）肩部急性挫伤、牵拉伤后治疗不当等。

2. 肩外因素

糖尿病患者为肩周炎好发人群。

3. 流行病学研究

国内外有关肩周炎的发病率均缺乏合理的研究和细致的统计，至今尚缺乏有关普通人群中肩周炎流行病学的研究报道。肩周炎好发于 40 ~ 70 岁的中老年人，在这个年龄段有 2% ~ 5% 的患病率，女性较男性多见，左右手无明显差异。大约有 10% 的肩周炎患者在第一次发病的 5 年内，对侧肩关节也会再次罹患"肩周炎"。实际上，肩痛患者中肩周炎并非常见，肩袖损伤的比例更高，50 岁以上老年人肩袖损伤的比例高达 23%。

肩周炎的发病因素很多。曾经进行肩关节外固定者，肩周炎的发生率为普通人群的 5 ~ 9 倍。同时肩周炎的发病与甲亢、缺血性心脏病、颈椎病等有关。肩周炎与糖尿病在发病上有高度相关性，糖尿病患者中肩周炎的发生率高达 10% ~ 20%，在胰岛素依赖性糖尿病（IDDM）患者中更是高达 36%，且单肩多发于双肩。因而对肩周炎患者，应该检查是否同时患有糖尿病。

三、肩周炎的临床表现、诊断要点及鉴别诊断

1. 临床表现

（1）肩部疼痛：起初肩部呈阵发性疼痛，多数为慢性发作，以后疼痛逐渐加剧或钝痛，或刀割样痛，且呈持续性，气候变化或劳累后常使疼痛加重，疼痛可向颈项及上肢（特别是肘部）扩散，当肩部偶然受到碰撞或牵拉时，常可引起撕裂样剧痛。肩痛昼轻夜重为本病一大特点，若因受寒而致痛者，则对气候变化特别敏感。

（2）肩关节活动受限：肩关节向各方向活动均可受限，以外展、上举、内旋、外旋更为明显。随着病情发展，由于长期废用引起关节囊及肩周软组织的粘连，肌力逐渐下降，加上喙肱韧带固定于缩短的内旋位等因素，使肩关节各方向的主动和被动活动均受限，特别是梳头、穿衣、洗脸、叉腰等动作均难以完成，严重时肘关节功能也可受影响，屈肘时手不能摸到同侧肩部，尤其在手臂后伸时不能完成屈肘动作。

（3）怕冷：患者肩部怕冷，不少患者终年用棉垫包肩，即使在暑天，肩部也不敢吹风。

（4）压痛：多数患者在肩关节周围可触到明显的压痛点，压痛点多在肱二头肌长头肌腱沟处、肩峰下滑囊、喙突、冈上肌附着点等处。

（5）肌肉痉挛与萎缩：三角肌、冈上肌等肩周围肌肉早期可出现痉挛，晚期可发生失用性肌萎缩，出现肩峰突起、上举不便、后伸不能等典型症状，此时疼痛症状反而减轻。

2. 诊断要点

（1）肩部疼痛：夜间疼痛明显。

（2）肩关节活动受限：主动与被动活动均明显受限。

（3）X线检查：可无明显异常。

（4）MRI检查：关节囊明显增厚水肿，特别是腋囊，常大于3 mm。

3. 鉴别诊断

需与颈椎病、肩关节脱位、化脓性肩关节炎、肩关节结核、肩部肿瘤，风湿性、类风湿性关节炎及单纯性冈上肌腱损伤，肩袖撕裂，肱二头肌长头肌腱炎及腱鞘炎等相鉴别。

四、肩周炎的治疗方案选择

（1）首次发病者原则上均应先予非手术疗法。

（2）经保守治疗缓解不明显者可考虑关节镜手术治疗。

（3）合并有其他损伤如肩袖损伤者建议手术治疗。

五、肩周炎的中西医保守治疗方法

（1）防寒保暖。

（2）中医外治、针灸、推拿及理疗。

（3）西药消炎止痛。

（4）中药辨证施治。

（5）采用盂肱关节腔内注射的方法。

（6）被动前屈上举、耸肩、内旋、外旋功能锻炼。

指导课3

【患者治疗情况】

经门诊医生予左肩关节腔内注射罗哌卡因 + 曲安奈德注射液的混合物后，手法松解，并行功能锻炼。治疗 1 周后门诊复诊，陈某左肩疼痛基本消失，左肩功能接近正常，重新恢复正常工作及生活。

【问题与思考】

（1）肩周炎手术治疗的适应证有哪些？
（2）肩周炎手术治疗的方法有哪些？
（3）肩周炎手术治疗的风险有哪些，如何进行麻醉的选择？
（4）如何做好肩周炎的术后康复治疗及预防？

【学习目标】

（1）掌握肩周炎手术治疗的适应证。
（2）掌握肩周炎手术治疗的方法。
（3）熟悉肩周炎手术治疗的风险及麻醉的选择。
（4）熟悉肩周炎的术后康复治疗及预防。

【Tutor 参考重点】

一、肩周炎手术治疗的适应证

（1）肩周炎经过 6 个月以上正规治疗，包括药物、理疗、体疗、按摩、封闭疗法等各种方法，肩关节功能障碍仍无明显改善者。

（2）肩部持续性顽固疼痛，特别是夜间持续疼痛而不能入睡，严重影响睡眠，影响日常生活和工作，且时间超过 6 个月以上者。

（3）X 线片上可见肩峰和肱骨大结节密度减低或囊性改变，肩关节造影可见关节囊明显缩小者。

（4）肩关节挛缩状态严重，活动范围上举角度小于 120°、旋转角度小于 150° 者。

（5）核磁共振检查明确有肩袖撕裂并影响功能活动者，有关节盂唇的撕裂并出现肩关节不稳定表现者。

二、肩周炎手术治疗的方法

目前的手术主要是关节镜下微创治疗。术中使用射频消融刀头切断增厚的盂肱中韧带，尽可能松解 360° 关节囊，术后在麻醉下配合手法松解。术后关节腔内常规注射皮质类固醇药物（如曲安奈德）。

三、肩周炎的手术风险及麻醉选择

（1）术中风险：神经损伤（特别是腋神经损伤）。

（2）术后风险：发热反应及感染，术后因不配合功能锻炼而发生再次粘连。

（3）麻醉：全身麻醉。

四、肩周炎术后的康复治疗及预防

（1）术后康复：术后 6 小时以内宜平卧为主；麻醉过后即开始行患肢握拳功能锻炼，预防静脉血栓形成，术后第二天即开始行被动前屈上举、耸肩、被动内外旋功能锻炼。

（2）预防：注意平时劳动姿势，避免长时间过肩运动；纠正不良姿势和习惯。

（3）预后：肩周炎预后良好，为自限性疾病。

冈上肌肌腱炎

导　言

【概述】

冈上肌肌腱炎又称冈上肌综合征、外展综合征，是指一种因劳损和轻微外伤或受寒后逐渐引起的肌腱退行性改变，属无菌性炎症，以疼痛、功能障碍为主要临床表现，好发于中青年及以上体力劳动者、家庭主妇、运动员。

本案例从一个以肩膀疼痛、活动受限为主诉的患者切入，通过模拟临床医生收治患者的全过程，引导学生学会询问病史，进行全面的体格检查和必要的辅助检查，并以此为基础指导学生联系解剖、病理、诊断、药理、中医骨伤科学等学科，从多个角度及层面对病情进行综合分析，最终帮助学生建立系统规范的临证诊治思路。

【病例摘要】

患者李某，女，48 岁，教师，近一年来工作比较劳累，半年前开始感觉右肩部偶有酸胀不适，未予重视，稍微休息并自行涂擦十一方药酒后症状缓解，仍坚持参加工作；近一个月上述症状加重，外展右上肢到一定角度时开始疼痛，上举超过头顶后疼痛又逐渐减轻，经休息及外用十一方药酒后疼痛稍缓解，但症状仍较明显，遂到骨科就诊。

体格检查：右肩未见明显红肿，未见明显肌肉萎缩，肱骨大结节处压痛明显；Jobe's Test 阴性，内外旋抗阻实验阴性；Yergason Test、O'Brien Test、Speed Test 均阴性，肩峰撞击试验阳性，疼痛弧试验阳性，右肩活动度与健侧基本一致；肢体远端血运、感觉、活动正常。舌质暗，苔薄白，脉沉弦。

辅助检查：右肩 DR 检查提示 Ⅱ 型肩峰，右肩 MRI 检查结果提示肩峰下积液，冈上肌肌腱近肱骨大结节止点处肌腱变性或撕裂。

治疗经过：门诊医生诊断为冈上肌肌腱炎，予右肩关节肩峰下间隙注射玻璃酸钠加曲安奈德注射液后疼痛基本消失。

【教学目标】

掌握：（1）冈上肌肌腱炎的临床表现、诊断与鉴别诊断。（2）冈上肌肌腱炎的中西医治疗方法。

熟悉：（1）冈上肌肌腱炎的发病机制。（2）肩关节的体格检查。（3）肩关节功能锻炼方法。

了解：以患者为中心的人文关怀。

【教学内容】

基础医学：（1）冈上肌肌腱炎的病因及发病机制。（2）肩关节的生物力学及局部解剖结构。

临床医学：（1）冈上肌肌腱炎的问诊技巧。（2）常见肩关节疼痛疾病的鉴别。（3）X 线、CT、MRI 检查在肩痛患者诊断中的作用。（4）冈上肌肌腱炎的病因病理、临床表现、诊断标准及鉴别诊断。（5）冈上肌肌腱炎治疗方法。

医学人文：冈上肌肌腱炎的预防及预后。

【教学重点及难点】

重点： 冈上肌肌腱炎的临床诊断与治疗。

难点： 冈上肌肌腱炎与其他肩痛疾病的鉴别。

解决方法： 通过 PBL 教学课程，引导学生围绕病例提出问题、建立假设、收集资料、论证和修正假设、归纳总结等，提高学习能力，更好地理解、掌握学习内容。

【教学课时】

共 6 学时。

第一次指导课 3 学时，引出冈上肌肌腱炎病案，通过模拟临床问诊及模拟体格检查，提出诊断思路。

第二次指导课 3 学时，给出患者检查结果，明确诊断与治疗方法。

以上各次指导课中学生自由讨论 90 min，学生分析总结 20 min，教师点评总结 10 min。

【教学建议】

（1）人数：参加学生以 6 ~ 8 人为宜。

（2）担任角色：小组长与记录员相对固定。

（3）学习时间分配：重点内容讨论时间约占 80 %，其余内容讨论时间约占 15 %，教师总结与点评时间约占 5 %。

（4）学习方式：课前准备、沟通协调、查找资料、参与讨论、积极表达、组织材料、总结概括、提出解决困难的对策、自我评估、改进提高。

（5）Tutor：准备病例、引导学生、点评讨论、改进教案。

（6）学生学习小结与自我评估：讨论结束后一周内每人交一篇小组讨论记录和自我评估，由小组长收齐送交指导老师。主要内容包括：讨论内容概要，参加讨论的感想、贡献，自己在组织材料和讨论中的优缺点，参与讨论时遇到的困难（知识面、技术面、情绪面等），今后可能采取的对策；也可评价讨论小组的整体水平、其他队员的参与度，如参与讨论的积极性、聆听态度、沟通协调、课前准备、表达能力等，作为成绩的参考及将来改进教案的参考。

指导课1

【患者就诊情况】

患者李某，女，48 岁，教师，常年工作需要板书写字，近一年来工作比较劳累，半年前开始感觉右肩部偶有酸胀不适，未予重视，稍微休息并自行涂擦十一方药酒后症状缓解，仍坚持参加工作。近一个月上述症状加重，外展右上肢到一定角度时开始疼痛，上举超过头顶后疼痛又逐渐减轻，经休息及外用十一方药酒后疼痛稍缓解，但症状仍较明显，遂到骨科就诊。否认既往史、手术史及输血史；否认食物及药物过敏史。

体格检查：右肩未见明显红肿，未见明显肌肉萎缩，肱骨大结节处压痛明显；Jobe's Test 阴性，内外旋抗阻实验阴性，Yergason test、O'Brien test、Speed Test 均阴性，肩峰撞击试验阳性，疼痛弧试验阳性，右肩活动度与健侧基本一致；肢体远端血运、感觉、活动正常。舌质暗，苔薄白，脉沉弦。

【问题与思考】

（1）肩痛患者的问诊内容有哪些？
（2）肩关节疼痛的初步诊断应考虑什么？应与哪些疾病相鉴别？
（3）需要做哪些辅助检查以明确诊断？

【学习目标】

（1）掌握肩痛患者四诊资料的收集方法。
（2）掌握肩痛相关的体格检查方法。
（3）熟悉肩关节疼痛常见疾病及诊断要点。

【Tutor 参考重点】

一、肩痛患者的问诊内容

（1）起病缓急，有无诱因，疼痛的部位、程度、性质、持续或阵发，有无规律。
（2）白天或夜间是否痛甚，活动后是否加重或缓解，休息后是否减轻。
（3）有无伴随症状或全身症状，如发热、乏力、消瘦、皮疹和晨僵等。
（4）有无其他关节肿痛、变形和功能障碍。
（5）既往有无类似情况发生，做过的检查和治疗情况。
（6）家族中有无类似疾病患者。

二、肩关节疼痛常见疾病及诊断要点（见表 1）

表1　肩关节疼痛常见疾病与诊断要点

常见疾病	诊断要点
肩周炎	好发于50岁左右中年人，关节疼痛，夜间明显，主动与被动活动均受限，MRI检查可见关节囊特别腋囊增厚明显

续表

常见疾病	诊断要点
肩袖损伤	好发于老年人，关节疼痛，肩上活动疼痛明显，主动活动受限，被动活动尚可，压痛点在大结节，Jobe's Test阳性，MRI检查提示肩袖撕裂
钙化性肩袖炎	突然发作，疼痛剧烈，难以入睡，关节活动因疼痛受限明显，压痛点在大结节，X线检查可见大结节附近有钙化影
肩峰撞击综合征	好发于中老年人，关节疼痛，肩上活动疼痛明显，主动活动稍受限，被动活动正常，压痛点在肩峰下，Neer's Sign、Hawkins Sign阳性，X线检查提示Ⅱ型或Ⅲ型肩峰
冈上肌肌腱炎	好发于中青年及以上体力劳动者，关节疼痛有特定的位置，活动无明显受限，压痛点多在大结节，疼痛弧试验阳性，MRI检查提示冈上肌肌腱变性

指导课2

【患者的辅助检查情况】

右肩正位加冈上肌出口位 X 线片可见：Ⅱ型肩峰。右肩 MRI 片：肩峰下积液，冈上肌肌腱近肱骨大结节止点处肌腱变性（见图1）。

医生告知李某所患疾病为"冈上肌肌腱炎"，该病不需要手术治疗，早期仅需要休息避免肩部劳损即可缓解，现经过休息并外用药物缓解效果不明显，可行肩峰下间隙注射曲安奈德及玻璃酸钠消炎止痛并润滑营养肌腱，同时予中药外治理疗，西药消炎止痛药物口服治疗。

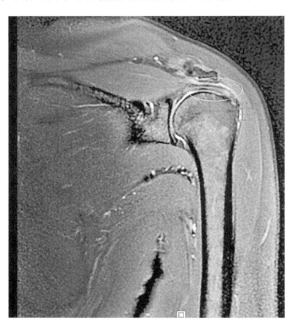

图1　右肩MRI检查

【问题与思考】

（1）X 线、MRI 检查在冈上肌肌腱炎诊断及治疗中的作用是什么？

（2）冈上肌肌腱炎的病因病机是什么？

（3）冈上肌肌腱炎的临床表现有哪些，如何诊断及鉴别诊断？

（4）冈上肌肌腱炎如何进行中医辨证治疗？

【学习目标】

（1）熟悉 X 线、MRI 检查在冈上肌肌腱炎诊断及治疗中的作用。

（2）熟悉冈上肌肌腱炎的病因病机。

（3）掌握冈上肌肌腱炎的临床表现、诊断及鉴别诊断。

（4）掌握冈上肌肌腱炎的中医辨证治疗。

【Tutor 参考重点】

一、X 线、MRI 检查在冈上肌肌腱炎诊断及治疗中的作用

1. X 线检查

一般摄肩关节正位片和冈上肌出口位片。X 线可了解肩峰的形态，判断有无肩峰撞击，但不能判断冈上肌损伤的情况。

2. MRI 检查

MRI 能够很好地显示肩袖、肩锁关节、盂肱关节及周围组织的病变，因此肩关节疼痛影像学检查优先选择 MRI。

二、冈上肌肌腱炎的病因病机

冈上肌肌腱炎属中医"痹证"范畴，因感受风寒湿邪、劳损、外伤作用所致，引起气血凝滞，脉络痹阻，不通则痛。上肢外展上举运动中，冈上肌肌腱、喙肩弓与肱骨头之间隙中滑动容易受到肩峰喙突的摩擦，及喙肩弓下间隙内受肱骨头肩峰喙突间的撞击、夹挤造成冈上肌腱慢性劳损，或因冈上肌的力臂较短，完成上肢外展上举运动中所做的功又较大，且随年龄增大长期反复受累造成冈上肌腱本身的退行性变化，由于冈上肌腱表面与肩峰之间为肩峰下滑囊，所以冈上肌肌腱炎、肩峰下滑囊炎二者往往同时并存且相互影响，多数肩峰下滑囊炎继发于冈上肌腱病变。

目前临床研究认为，冈上肌腱肱骨大结节止点近侧 1 cm 范围，该肌腱的乏血管区血液供应最差，受到应力作用影响也最大，此区域常称为"危险区域"。当此"危险区域"发生肌腱变性坏死，腱纤维断裂修复过程中局部出现酸性环境时可有利于不定型的游离钙离子析出，并形成钙盐沉积于肌腱内，造成钙化性冈上肌肌腱炎。

三、冈上肌肌腱炎的临床表现、诊断要点及鉴别诊断

1. 临床表现

（1）肩部疼痛：以肩峰大结节处为主的疼痛，并可向颈、肩和上肢放射。肩外展时疼痛尤甚，因而患者常避免这一动作。

（2）肩关节活动受限：活动受限以肩关节外展至 60° ~ 120° 时出现明显疼痛为主要特征，当大于或小于这一范围则肩关节其他活动不受限制，亦无疼痛，这与肱二头肌肌腱炎和肩周炎明显不同。

（3）压痛：在冈上肌抵止部的大结节处常有压痛，并随肱骨头的旋转而移动。局部封闭可使疼痛立刻消失，借此有助于诊断。

2. 诊断要点

（1）好发于中青年及以上体力劳动者、家庭主妇、运动员，一般起病缓慢，常因轻微的外伤史或受凉史，或单一姿势工作、劳动而诱发本病。

（2）症状：急性期或慢性肩痛急性发作者，肩部有剧烈的疼痛，肩部活动、用力、受寒时尤其加重。疼痛部位一般在肩外侧、大结节处，并可放射到三角肌止点或手指处。

（3）查体：肩关节活动受限及压痛明显。当肩关节外展至 60° ~ 120° 时，可引起明显疼痛而致活动受限，发展至急性期可在大结节处有明显压痛。

（4）X 线检查可无明显异常，偶见冈上肌肌腱钙化。

（5）MRI 检查常见冈上肌肌腱近大结节止点处变性、水肿。

3. 鉴别诊断

需跟颈椎病、肩周炎、肩峰撞击综合征、肩袖撕裂、肱二头肌长头肌腱炎等相鉴别。

四、冈上肌肌腱炎的中医辨病辨证

外伤劳损，冈上肌是肩关节肌群中受力集中的交叉点，容易受伤。肩关节长期反复的外展活动，容易导致冈上肌肌腱慢性损伤。

肝肾亏虚，人到中年，气血渐虚，肝肾精气衰退，经脉不充，冈上肌失其濡养，逐渐退化，在此基础上受到轻微的外界因素影响即可出现疼痛和功能障碍。

外感风寒湿邪侵袭肩部，肩部退变之冈上肌肌腱血运迟滞，瘀结不通，不通则痛。

五、冈上肌肌腱炎的中西医保守治疗方法

（1）中医外治、针灸、推拿及理疗。

（2）口服西药消炎止痛。

（3）中药辨证施治。

（4）肩峰下穿刺的技术要点。

六、冈上肌肌腱炎的功能锻炼及预防

（1）功能锻炼：被动前屈上举、耸肩、被动内外旋。

（2）预防：注意平时劳动姿势，避免长时间过肩运动；纠正不良姿势和习惯。

第三节　肘部筋伤

肱骨外上髁炎

导　言

【概述】

　　肱骨外上髁炎是以肱骨外上髁部局限性疼痛，并影响伸腕和前臂旋转功能为特征的慢性劳损性疾病。本病又称肱桡关节滑囊炎、肱骨外髁骨膜炎、肱骨外上髁综合征等，因在网球运动员中较常见，故又称网球肘。

　　本案例从一个以肘关节外侧痛为主诉的患者切入，通过模拟临床医生收治患者的全过程，引导学生学会询问病史，进行全面的体格检查和必要的辅助检查，并以此为基础指导学生联系解剖、病理、诊断、药理、中医骨伤科学等学科，从多个角度及层面对病情进行综合分析，最终帮助学生建立系统规范的临证诊治思路。

【病例摘要】

　　患者李某，男，53岁，近3周出现右肘关节外侧疼痛，拧毛巾、端壶倒水时疼痛加剧，前臂无力，遂到骨科就诊。

　　体格检查：右肱骨外上髁压痛，伸肌紧张试验阳性。肘关节X线片检查未见异常。

　　入院诊断：中医诊断为右肱骨外上髁炎，气滞血瘀证；西医诊断为右肱骨外上髁炎。

　　治疗经过：住院后医生给予非甾体类消炎止痛药物、物理治疗等，症状消失。

【教学目标】

　　掌握：（1）肱骨外上髁炎的临床表现、诊断要点。（2）肱骨外上髁炎的中西医治疗方法。

　　熟悉：肱骨外上髁炎的发病机制。

　　了解：以患者为中心的人文关怀。

【教学内容】

　　基础医学：（1）肱骨外上髁炎的病因及发病机制。（2）肱骨外上髁局部解剖结构。

　　临床医学：（1）肱骨外上髁炎的临床表现、诊断标准。（2）X线、MRI检查在肱骨外上髁炎患者诊断中的作用。

　　医学人文：（1）肱骨外上髁炎的流行病学。（2）肱骨外上髁炎的预防及调护。

【教学重点及难点】

重点：肱骨外上髁炎的临床诊断与治疗。

解决方法：通过 PBL 教学课程，引导学生围绕病例提出问题、建立假设、收集资料、论证和修正假设、归纳总结等，提高学习能力，更好地理解、掌握学习内容。

【教学课时】

共 3 学时。

指导课 3 学时，引出肱骨外上髁炎病案，通过模拟临床问诊及体格检查，提出诊断思路，给出患者检查结果，明确诊断与治疗方法。

以上各次指导课中学生自由讨论 90 min，学生分析总结 20 min，教师点评总结 10 min。

【教学建议】

（1）人数：参加学生以 6 ~ 8 人为宜。

（2）担任角色：小组长与记录员相对固定。

（3）学习时间分配：重点内容讨论时间约占 80 %，其余内容讨论时间约占 15 %，教师总结与点评时间约占 5 %。

（4）学习方式：课前准备、沟通协调、查找资料、参与讨论、积极表达、组织材料、总结概括、提出解决困难的对策、自我评估、改进提高。

（5）Tutor：准备病例、引导学生、点评讨论、改进教案。

（6）学生学习小结与自我评估：讨论结束后一周内每人交一篇小组讨论记录和自我评估，由小组长收齐送交指导老师。主要内容包括：讨论内容概要，参加讨论的感想、贡献，自己在组织材料和讨论中的优缺点，参与讨论时遇到的困难（知识面、技术面、情绪面等），今后可能采取的对策；也可评价讨论小组的整体水平、其他队员的参与度，如参与讨论的积极性、聆听态度、沟通协调、课前准备、表达能力等，作为成绩的参考及将来改进教案的参考。

指导课

【患者的就诊情况】

患者李某，男，53岁，近3周出现右肘关节外侧疼痛，拧毛巾、端壶倒水时疼痛加剧，前臂无力，遂到骨科就诊。否认手术史及输血史；否认食物及药物过敏史。

体格检查：右肱骨外上髁压痛，伸肌紧张试验阳性。肘关节X线片检查未见异常。舌质暗，苔薄白，脉弦。医生诊断为右肱骨外上髁炎，住院后予非甾体止痛药物、物理治疗，症状消失。

【问题与思考】

（1）肱骨外上髁炎的发病机制是什么？
（2）肱骨外上髁炎患者的诊断要点是什么？

【学习目标】

（1）掌握肱骨外上髁炎患者的四诊资料的收集。
（2）掌握肱骨外上髁炎的诊断及治疗方法。
（3）熟悉肱骨外上髁炎的预防与调护。

【Tutor 参考重点】

一、肱骨外上髁炎的解剖学基础

肱骨外上髁是前臂腕伸肌的起点。

二、肱骨外上髁炎的发病机制

由于肘、腕关节的频繁活动，长期劳累，使伸腕肌的起点反复受到牵拉刺激，引起部分撕裂和慢性炎症，出现局部滑膜增厚和滑囊炎等改变，多见于从事前臂及腕部活动较多的运动员或工人。

三、肱骨外上髁炎的诊断要点

（1）慢性劳损，起病缓慢，病史较长。
（2）初起劳累或做某一动作时肘外侧疼痛，休息后缓解。
（3）病情加重后，拧毛巾、扫地、端壶倒水时疼痛加重，前臂无力，甚至持物落地。
（4）日久可转为持续性疼痛，可向上臂和前臂放射。
（5）肱骨外上髁处压痛明显，腕伸肌紧张试验阳性。
（6）MRI检查可进一步协助诊断。

四、肱骨外上髁炎的治疗方法

（1）口服非甾体抗炎药。
（2）物理治疗：冲击波等。
（3）局部封闭。

五、肱骨外上髁炎的预防与调护

（1）肱骨外上髁炎是由于前臂旋前和伸腕动作的频繁活动，腕伸肌的起点反复受到牵拉刺激而引起，因此要尽量避免其剧烈活动和过度劳累。

（2）疼痛发作期应减少活动，必要时可选择三角巾悬吊等做适当固定，待疼痛明显缓解后应及时解除固定并逐渐开始肘关节功能活动，但要避免使伸肌总腱受到明显牵拉。

第四节 膝部筋伤

膝关节前交叉韧带损伤

导 言

【概述】

前交叉韧带（ACL）位于膝关节中，作为膝关节的稳定结构及旋转运动轴，除限制胫骨与股骨的前后运动外，还协助胫骨在股骨上的内外旋转。前交叉韧带损伤比后交叉韧带（PCL）损伤多见。ACL 损伤常同时发生膝关节内侧副韧带（MCL）、关节囊等损伤。

本病例从一名普通市民因外伤致左膝关节肿痛、活动不利为主诉，通过模拟临床医生收治患者的全过程，引导学生学会询问病史，进行全面体格检查和必要的辅助检查，并以此为基础指导学生联系解剖、病理、生理、诊断、药理学、方剂学、中医骨伤科学等学科，从多角度及层面对病情进行综合分析，最终帮助学生建立起系统规范的临床诊治思维。

【病例摘要】

患者滕某，女，41 岁。3 周前骑电单车摔倒，右膝关节过伸，当即听见关节内撕裂声，膝关节肿胀，活动时疼痛，屈伸稍受限，但可以站立行走，随后自行回家休养，未去医院就诊治疗。经休养 1 周，膝关节肿胀消退，但走路时打软腿，深蹲及下楼梯时感觉关节有明显错动感，自觉关节不稳。无头痛头昏，无心慌胸闷，无气急呼吸困难。饮食睡眠可，大小便正常。自行步入院。既往史：否认高血压、心脏病等慢性病史，否认遗传病及传染病病史；否认手术及输血史；否认药食物过敏史。

体格检查：神清，精神可，表情痛苦，右膝关节稍肿胀，关节屈伸活动范围正常，浮髌实验弱阳性，前抽屉实验阳性，LACHMAN 实验阳性，后抽屉实验阴性，麦氏征阴性。膝反射、踝反射正常，双侧巴氏征（－）。舌质暗红，舌苔薄白、边有齿痕，脉弦。

辅助检查：①DR 膝关节正侧位片检查：关节对位未见明显异常，未见骨折征象。②MRI 膝关节平扫检查：膝关节前交叉韧带 T1 WI 及 T2 WI 信号中断，脂肪抑制 T2 WI 为混杂信号，胫骨平台后缘可见 T1 WI 低信号改变，T2 WI 高信号改变，后交叉韧带及内外侧半月板信号显示正常。③血常规、生化等实验室检查未见异常。

入院诊断：中医诊断为膝关节前交叉韧带损伤，气滞血瘀证；西医诊断为膝关节前交叉韧带损伤。

治疗经过：住院后医生给予滕某关节镜下自体肌腱重建前交叉韧带手术治疗；术后指导患者进行功能锻炼，挂拐患肢支具固定部分负重行走活动。术后复查 MRI 检查提示重建前交叉韧带显示清楚，周围组织水肿信号。术口拆线出院，仍挂拐患肢支具固定部分负重下地行走。

【教学目标】

掌握：（1）膝关节前交叉韧带损伤的四诊技能。（2）膝关节前交叉韧带损伤的临床表现、诊断与鉴别诊断。（3）腰膝关节前交叉韧带损伤的中西医治疗方法。

熟悉：（1）膝关节前交叉韧带损伤的发病机制。（2）膝关节前交叉韧带损伤功能锻炼方法。

了解：以患者为中心的人文关怀。

【教学内容】

基础医学：（1）膝关节前交叉韧带损伤的病因及发病机制。（2）膝关节前交叉韧带的局部解剖结构。

临床医学：（1）膝关节前交叉韧带损伤的问诊技巧。（2）前后交叉韧带损伤的区别。（3）X 线、CT、MRI 在膝关节前交叉韧带损伤患者诊断中的作用。（4）膝关节前交叉韧带损伤的临床表现、诊断标准及鉴别诊断。（5）膝关节前交叉韧带损伤不同治疗方案的适应证。

医学人文：（1）膝关节前交叉韧带损伤的流行病学。（2）膝关节前交叉韧带损伤的预防及预后。

【教学重点及难点】

重点：（1）膝关节的局部解剖结构。（2）膝关节前交叉韧带损伤的受伤机制及临床特点。（3）膝关节前交叉韧带损伤的治疗原则。

难点：膝关节前交叉韧带损伤的诊断。

解决方法：通过 PBL 教学课程，引导学生围绕病例提出问题、建立假设、收集资料、论证和修正假设、归纳总结等，提高学习能力，更好地理解和掌握学习内容。

【教学课时】

共 9 学时。

第一次指导课 3 学时，引出前交叉韧带损伤病案，通过模拟临床问诊及模拟体格检查，提出诊断思路，开启中医临床诊断思维。

第二次指导课 3 学时，给出患者辅助检查结果，进行鉴别诊断，明确诊断与推出治疗方案。

第三次指导课 3 学时，根据患者的临床表现，学习前交叉韧带损伤的处理及手术方案的选择。

以上各次指导课中学生自由讨论 90 min，学生分析总结 20 min，教师点评总结 10 min。

【教学建议】

（1）人数：参加学生以 6 ～ 8 人为宜。

（2）担任角色：小组长与记录员相对固定。

（3）学习时间分配：重点内容讨论时间约占 80 %，其余内容讨论时间约占 15 %，教师总结与点评时间约占 5 %。

（4）学习方式：课前准备、沟通协调、查找资料、参与讨论、积极表达、组织材料、总结概括、提出解决困难的对策、自我评估、改进提高。

（5）Tutor：准备病例、引导学生、点评讨论、改进教案。

（6）学生学习小结与自我评估：讨论结束后一周内每人交一篇小组讨论记录和自我评估，由小组长收齐送交指导老师。主要内容包括：讨论内容概要，参加讨论的感想、贡献，自己在组织材料和讨论中的优缺点，参与讨论时遇到的困难（知识面、技术面、情绪面等），今后可能采取的对策；也可评价讨论小组的整体水平、其他队员的参与度，如参与讨论的积极性、聆听态度、沟通协调、课前准备、表达能力等，作为成绩的参考及将来改进教案的参考。

指导课1

【患者就诊情况】

患者滕某，女，41岁。3周前骑电单车摔倒，右膝关节过伸，当即听见关节内撕裂声，膝关节肿胀，活动时疼痛，但可以站立行走，随后自行回家休养，未去医院就诊治疗，经休养1周，膝关节肿胀消退，但走路时打软腿，深蹲及下楼梯时感觉关节有明显错动感，自觉关节不稳。无头痛头晕，无心慌胸闷，无气急呼吸困难。饮食睡眠可，大小便正常。自行步入院。既往史：否认高血压、心脏病等慢性病史，否认遗传病及传染病病史；否认手术及输血史；否认药食物过敏史。

体格检查：神清，精神可，表情痛苦，右膝关节稍肿胀，关节屈伸活动范围正常，浮髌实验弱阳性，前抽屉实验阳性，LACHMAN实验阳性，后抽屉实验阴性，麦氏征阴性。膝反射、踝反射正常，双侧巴氏征（－）。舌质暗红，舌苔薄白、边有齿痕，脉弦。

【问题与思考】

（1）如何对膝关节损伤的患者进行问诊？

（2）膝关节损伤患者如何进行体格检查？

（3）膝关节前交叉韧带损伤的机制是什么？

【学习目标】

（1）掌握膝关节前交叉韧带损伤患者主诉及四诊资料的收集。

（2）掌握膝关节前交叉韧带损伤相关的体格检查及特有体征。

（3）掌握膝关节局部解剖结构以及前交叉韧带的病因病机、分型。

（4）熟悉膝关节前交叉韧带损伤的流行病学。

【Tutor 参考重点】

一、外伤导致膝关节前交叉韧带损伤患者的问诊内容

（1）主诉和现病史：受伤经过和时间，有无诱因，受伤姿势，受伤过程中关节有无响声；疼痛的部位、时间、程度、性质、持续或阵发，有无规律，活动后是否加重或缓解；可否站立行走，关节是否受伤立马肿胀；受伤后如何来医院就诊，受伤后经过哪些诊治，诊治后有无效果。

（2）全身伴随症状：有无头晕、头痛、昏迷、胸腹痛、发热、乏力、呕吐、消瘦、胸闷、心悸等。

（3）其他受伤部位：有无全身其他部位肿痛、变形、功能障碍及四肢活动受限情况。

（4）既往史：有无其他疾病，做过的检查和治疗情况。

（5）个人史。

（6）家族史：家族中有无遗传性疾病患者，如强直性脊柱炎等。

（7）婚育史。

二、膝关节前交叉韧带损伤的体格检查及特有体征

（1）视诊：①外观有无畸形，有无肿胀及瘀斑；②膝关节活动的情况；③是否负重行走；④舌象。

（2）叩诊：直接叩诊和间接叩诊；下肢纵轴叩击痛的部位、性质等。

（3）神经系统的检查：①运动功能检查；②感觉功能检查；③神经反射检查。

（4）前交叉韧带损伤的特有体征：Lachman 检查松弛无抵抗，前抽屉试验阳性；KT1000、KT2000 可以定量检查膝关节前向移位的程度，与对侧相比移动大于 3 mm 以上。

三、膝关节前交叉韧带的局部解剖结构

前交叉韧带，又称前十字韧带，起自胫骨髁间隆起的前方，向后、上、外止于股骨外髁的内下方；后十字韧带起自胫骨髁间隆起的后方，向前、上、内止于股骨内髁的外侧面。膝关节不论伸直或屈曲，前、后十字韧带均呈紧张状态，前十字韧带可防止胫骨向前移动，后十字韧带可防止胫骨向后移动，维持膝关节的稳定性，使人体能完成各种复杂和高难度的下肢动作。解剖和生物力学特点决定了前十字韧带在人群分布、损伤机制及合并损伤等方面，显现出与其他膝关节损伤不同的疾病特征。

四、不同类型前交叉韧带损伤的病因病机

（1）过伸损伤：最常见的落地伤。典型的前交叉韧带损伤，发生在起跳落地动作时，膝关节过伸，或者足固定时膝关节做扭转、外翻动作，常见于篮球、羽毛球等运动时损伤。

（2）外翻损伤：典型外翻损伤常合并膝关节内侧结构的损伤或前内侧结构的损伤，出现内侧不稳或前内侧旋转不稳，常见于足球、篮球、羽毛球等运动时受伤。

五、前交叉韧带损伤的流行病学

前十字韧带断裂的主要原因是运动损伤，约占 70 % 以上。好发群体是 25 岁以内的专业运动员、18 ~ 35 岁的非运动员，其中男性发生率约为女性的 2 倍，但运动员中女性发生率高于男性，一些特殊职业如军人、舞蹈演员和杂技演员的发病率高于一般人群。

指导课2

【患者的辅助检查情况】

DR 膝关节正侧位片检查：关节间隙正常，骨结构及形态正常。结论：无骨折及关节脱位。MRI 膝关节平扫检查：膝关节前交叉韧带 T1 WI、T2 WI 信号中断。结论：膝关节前交叉韧带断裂。其他血常规及生化等实验室检查未见异常。

【问题与思考】

（1）膝关节前交叉韧带损伤 X 线、CT、MRI 的影像学表现有哪些特点？
（2）膝关节前交叉韧带损伤的临床表现和诊断要点有哪些？
（3）膝关节前交叉韧带损伤与半月板损伤如何鉴别？
（4）膝关节前交叉韧带损伤应与哪些疾病进行鉴别诊断？
（5）膝关节前交叉韧带损伤院前急救处理需要注意什么？
（6）膝关节前交叉韧带损伤常见的并发症有哪些？

【学习目标】

（1）掌握膝关节前交叉韧带损伤的 X 线、CT、MRI 影像学表现。
（2）掌握膝关节前交叉韧带损伤的临床表现、诊断要点、分型及鉴别诊断。
（3）熟悉膝关节前交叉韧带损伤的院前急救处理。
（4）熟悉膝关节前交叉韧带损伤的并发症。

【Tutor 参考重点】

一、膝关节前交叉韧带损伤的 X 线、CT、MRI 影像学表现

1. X 线检查

一般无明显异常。

2. CT 检查

有助于制订手术计划，了解股骨髁间窝有无解剖畸形，提高手术准确性；术后复查 CT 可以判断手术中间骨道定位的准确性，合理制订康复计划。

3. MRI 检查

前交叉韧带损伤的 MRI 征象有 2 种：①直接征象，MRI 片上可以见到前交叉韧带实质部或近上止点处撕裂。②间接征象，股骨外髁及外侧胫骨平台后缘骨挫伤。

MRI 检查的目的：①确诊前交叉韧带损伤，为手术治疗提供诊断证据。部分陈旧前交叉韧带损伤，因其上止点粘连于髁间窝侧壁等部位，有时会给医生查体造成假象，容易误诊为未断或部分断裂，MRI 检查有助于明确这种情况。②明确有无关节软骨、半月板等其他膝关节结构的损伤，以便为手术做好充分准备。

二、膝关节前交叉韧带损伤的临床表现

新鲜和陈旧性的前十字韧带断裂在临床表现上有所不同。

1. 新鲜前十字韧带断裂

（1）韧带撕裂时伴有撕裂声和关节错动感，关节内出血，导致关节肿胀、疼痛，多数不能继续从事原来的运动，甚至伸直和过屈活动受限。

（2）查体时浮髌试验阳性，Lachman 检查松弛、无抵抗。

（3）膝关节核磁检查提示关节内积血，前十字韧带肿胀或连续性中断，可以看到残端，股骨髁间窝外侧壁或股骨外髁后方和相对应的胫骨平台骨有挫伤表现。

2. 陈旧性前十字韧带断裂

（1）关节松弛不稳，患者在运动中有膝关节错动感或打软腿现象，不能急停急转，不能用患腿单腿支撑。

（2）运动中膝关节容易反复扭伤、疼痛，造成半月板损伤后甚至出现反复交锁。

（3）查体时 Lachman 检查松弛无抵抗，前抽屉试验阳性。

（4）膝关节核磁检查提示前十字韧带连续性中断，可以看到残端，股骨外髁和胫骨平台骨挫伤表现。时间久的，韧带的形态会消失，出现骨质增生表现。

（5）KT1000、KT2000 可以定量检查膝关节前向移位的程度，与对侧相比移动大于 3 mm 以上。

（6）反复扭伤的患者往往继发关节软骨和半月板损伤。

三、膝关节前交叉韧带与其他疾病的鉴别诊断

1. 后十字韧带断裂

后十字韧带断裂往往有明确的外伤史及伤后膝关节不稳的症状，但后十字韧带断裂主要表现为膝关节后向不稳。

（1）交通事故多见后十字韧带断裂，运动损伤多见前十字韧带断裂。

（2）后十字韧带损伤导致轻度不稳的患者可以没有症状，严重不稳的患者表现为关节疼痛，下楼时打软腿，有错动感。

（3）查体：后抽屉试验阳性，胫骨结节塌陷。

（4）膝关节核磁检查提示后十字韧带连续性中断。

2. 复发性髌骨脱位

复发性髌骨脱位多数有膝关节外旋、外翻扭伤史，与前十字韧带断裂类似，急性期关节肿胀、疼痛，运动时患膝有不稳感。

（1）新鲜损伤患者表现为髌骨内侧支持带肿胀、疼痛。

（2）陈旧损伤患者表现为运动中反复髌骨关节不稳、脱膝感；严重的可有髌前疼痛或膝关节交锁。

（3）查体见髌骨内侧支持带松弛，推髌恐惧试验阳性。

（4）膝关节影像学检查提示髌骨内缘和股骨外髁外缘镜像骨软骨损伤，或者存在膝关节游离体。

四、膝关节前交叉韧带损伤引起的合并症

前十字韧带断裂后若没有及时治疗或反复扭伤，容易引发膝关节继发性损害。

1. 膝关节内、外侧半月板损伤

半月板是膝关节内呈月牙形的纤维软骨，位于胫骨与股骨形成的关节面之间，增加了股骨髁和胫骨平台的接触面积，从而增加了膝关节的稳定性。前十字韧带断裂后，由于膝关节存在前向不稳，特别是反复扭伤，使半月板产生矛盾运动，进而导致半月板的继发性损伤。依据损伤类型不同，可以分为纵裂、横裂、层裂和复合裂等。

2. 膝关节软骨损伤

长期不稳和反复扭伤，导致膝关节内包括髌骨关节软骨、内外侧间室软骨发生退行性改变。

3. 骨赘形成和慢性滑膜炎

膝关节退变的最终结果将导致骨性关节炎的发生，特别是在髁间窝软骨边缘形成骨赘，以及髁间棘增生。

五、膝关节前交叉韧带损伤院前急救处理要点

在受伤现场就地检查，主要明确三点：第一，排除骨折、神经、血管损伤；第二，支具简单固定；第三，送医院就诊检查。

指导课3

【患者的治疗情况】

住院后医生给予滕某关节镜下自体肌腱重建前交叉韧带手术治疗；术后指导患者进行功能锻炼，挂拐患肢支具固定部分负重行走活动。术后复查MRI检查提示重建前交叉韧带显示清楚，周围组织水肿信号。术口拆线出院，仍挂拐患肢支具固定部分负重下地行走。

【问题与思考】

（1）膝关节前交叉韧带损伤手术治疗的适应证有哪些？
（2）膝关节前交叉韧带损伤手术治疗的方法有哪些？
（3）膝关节前交叉韧带损伤如何进行术后康复治疗及预防？

【学习目标】

（1）掌握膝关节前交叉韧带损伤手术治疗的适应证。
（2）掌握膝关节前交叉韧带损伤手术治疗的方法。
（3）熟悉膝关节前交叉韧带损伤的术后康复治疗及预防。

【Tutor 参考重点】

一、膝关节前交叉韧带损伤的急性期处理

（1）冰敷膝关节以便消肿止痛。
（2）关节制动，必要时加压包扎，减少再出血。
（3）如没有条件近期手术，在肿痛减轻后，可进行膝关节活动度练习和下肢肌力练习。
（4）合并内侧副韧带损伤时，要在损伤后10天内限期行急诊手术治疗。如果存在关节活动障碍的要在关节活动范围接近正常后再手术。

二、膝关节前交叉韧带损伤的手术治疗

前十字韧带完全断裂的最佳治疗方案是手术重建前十字韧带。
（1）手术的最佳时机是在伤后3个月之内。
（2）关节镜下前十字韧带重建手术技术成熟，创伤小，恢复快。
（3）目前重建前十字韧带的手术方式包括：单束重建、双束重建等；两种手术临床效果没有明显差异。
（4）重建前十字韧带可以选用的移植物材料包括自体材料，如腘绳肌腱、自体髌腱等，效果最佳。如果多根韧带同时损伤可以考虑加用异体肌腱或人工韧带等。
（5）重建前十字韧带需要用到的固定材料包括：金属界面螺钉、可吸收界面螺钉、EndoButton、Introfix 等。
（6）合并内侧副韧带损伤或半月板交锁时，要限期行急诊手术治疗。

三、膝关节前交叉韧带损伤的预防

（1）规范技术动作；养成良好的体育道德，不采用犯规动作。

（2）增加下肢肌肉力量练习和协调性练习。

（3）佩戴必要的比赛护具。

（4）保持场地灯光、地面无安全隐患。

（5）防止疲劳训练和比赛。

半月板损伤

导　言

【概述】

半月板损伤是一种比较常见的膝关节运动损伤，多数患者因参加体育运动而造成半月板损伤。半月板损伤后会引起关节疼痛、股四头肌萎缩等症状，有的患者往往认为半月板损伤是小问题，甚至发展到膝关节交锁、骨性关节炎才来就医，严重影响人们的生活质量。

本案例从青年王某以扭伤左膝关节为主诉切入，通过模拟临床医生收治患者的全过程，引导学生进行全面的体格检查和必要的辅助检查，并以此为基础指导学生联系解剖、病例、诊断、药理、中医骨伤科学等学科，从多个角度及层面对病情进行综合分析，最终帮助学生建立系统规范的临床诊治思路。

【病例摘要】

王某，男，19岁，3个月前上体育课时，在行屈膝起跳动作后，自觉行走时左膝内侧疼痛，但仍能行走，膝关节无肿胀，2小时前，患者在跑步过程中突然出现左膝内侧疼痛加重，关节交锁症状，现为求进一步治疗，即到医院门诊就诊。

体格检查：左膝无明显肿胀，左股四头肌较右侧萎缩明显；屈伸活动度5°～110°，内侧关节间隙压痛，前抽屉实验阳性，左膝内侧关节间隙压痛明显，左膝关节活动度30°～90°，旋转试验阳性，左后抽屉试验阴性。舌质暗，苔薄白，脉弦。各项化验检查未见异常。MRI提示左膝内侧半月板桶柄状撕裂。

治疗经过：医生予行关节镜下左膝半月板修整术，术后指导患者功能锻炼。现患者左膝症状消失，关节活动正常。

【教学目标】

掌握：（1）半月板的解剖特点及作用。（2）半月板的损伤类型。（3）半月板损伤的机制、临床表现。（4）半月板损伤的中西医治疗方法。

熟悉：（1）半月板损伤的发病机制。（2）半月板损伤的锻炼方法。

【教学内容】

基础医学：（1）半月板的解剖结构、作用、损伤机制。（2）半月板损伤的病因及发病机制。

临床医学：（1）半月板损伤的问诊内容。（2）半月板损伤的体格检查。（3）X线、MRI在半月板损伤诊断中的作用。（4）半月板损伤的机制、分型、临床表现、诊断标准、鉴别诊断。（5）半月板损伤的治疗方法。（6）半月板损伤的功能锻炼指导。

医学人文：（1）半月板损伤的流行病学。（2）半月板损伤的预防、预后、健康宣传教育。

【教学重点及难点】

重点：（1）半月板损伤的局部解剖结构。（2）半月板损伤的主要病因病机特点及辨证要点。（3）

半月板损伤的并发症。

难点：（1）半月板损伤与膝关节韧带损伤的鉴别要点。（2）半月板损伤的治疗。

解决方法：通过 PBL 教学课程，引导学生围绕病例提出问题、建立假设、收集资料、论证和修正假设、归纳总结等，提高学习能力，更好地理解和掌握学习内容。

【教学课时】

共 9 学时。

第一次指导课 3 学时，引出半月板损伤病案，通过模拟临床问诊及模拟体格检查，提出诊断思路。

第二次指导课 3 学时，给出患者检查结果，明确诊断、治疗方法。

第三次指导课 3 学时，根据患者的临床表现，学习膝关节半月板损伤的中医辨证以手术方案的选择。

以上各次指导课中学生自由讨论 90 min，学生分析总结 20 min。教师点评总结 10 min。

【教学建议】

（1）人数：参加学生以 5 ~ 6 人为宜。

（2）担任角色：小组长与记录员相对固定。

（3）学习时间分配：重点内容讨论时间约占 70 %，其余内容讨论时间约占 20 %，教师总结与点评时间约占 10 %。

（4）学习方式：课前准备、沟通协调、查找资料、参与讨论、积极表达、组织材料、总结概括、提出解决困难的对策、自我评估、改进提高。

（5）Tutor：准备病例、引导学生、点评讨论、改进教案。

（6）学生学习小结与自我评估：讨论结束后一周内每人交一篇小组讨论记录和自我评估，由小组长收齐送交指导老师。主要内容包括：讨论内容概要，参加讨论的感想、贡献，自己在组织材料和讨论中的优缺点，参与讨论时遇到的困难（知识面、技术面、情绪面等），今后可能采取的对策；也可评价讨论小组的整体水平、其他队员的参与度，如参与讨论的积极性、聆听态度、沟通协调、课前准备、表达能力等，作为成绩的参考及将来改进教案的参考。

指导课1

【患者的就诊情况】

王某，男，19岁，3个月前上体育课时，在行屈膝起跳动作后，自觉行走时左膝内侧疼痛，但仍能行走，膝关节无肿胀，2小时前，患者在跑步过程中突然出现左膝内侧疼痛加重，关节交锁症状，现为求进一步治疗，即到医院门诊就诊。患者否认有手术史及输血史；否认药物及食物过敏史。

体格检查：左膝无明显肿胀，左股四头肌较右侧萎缩明显；屈伸活动度5°~110°，内侧关节间隙压痛，前抽屉实验阳性，左膝内侧关节间隙压痛明显，左膝关节活动度30°~90°，旋转试验阳性，左后抽屉试验阴性。舌质暗，苔薄白，脉弦。

【问题与思考】

（1）半月板损伤的初步诊断应考虑什么？
（2）半月板损伤需要做什么体格检查？
（3）半月板损伤需要做哪些辅助检查以明确诊断？
（4）半月板的作用是什么？它有什么样的解剖特点？

【学习目标】

（1）掌握半月板损伤四诊资料的收集方法。
（2）掌握半月板损伤的体格检查方法。
（3）熟悉半月板的作用及解剖特点。

【Tutor 参考重点】

一、半月板损伤患者的问诊内容

（1）受伤的时间、能量大小、姿势，受伤时是否听到异常声响。
（2）疼痛的部位、程度、性质、缓解方式。
（3）损伤后有无关节肿胀。
（4）是否能正常行走。
（5）有无关节弹响、交锁、打软腿等症状。
（6）有无前后交叉韧带损伤引起的关节不稳症状。

二、半月板损伤的体格检查

（1）压痛：常见体征是沿膝关节的内、外侧间隙或半月板周围有局限性压痛。（准确率较高）
（2）回旋挤压试验（McMurray 征）：检查内侧半月板时，令患者仰卧，放松患膝，术者左手扶膝前，拇指、食指分别置于内外膝眼，右手握患肢根部，先使屈膝屈髋至各90°以上，然后外旋足部内收小腿，并伸、屈患膝。若检查外侧半月板，手法如上述，但先使屈膝屈髋至各90°以上，然后再将足内旋，小腿外展，并同时伸、屈患膝。
（3）Apley 研磨试验：膝关节在同样位置，足和小腿向下压并旋转关节，缓慢屈曲和伸展，半月板撕裂时，膝关节间隙可有明显的弹响和疼痛。

三、半月板的作用及解剖特点

半月板是膝关节的重要结构。半月板的作用有：①传导载荷；②稳定作用，半月板的充填使膝关节在任何屈伸角度活动时，都能获得稳定；③缓冲作用，半月板富有弹性，可吸收纵向冲击及振荡；④协同润滑作用，可使滑液分布均匀，减少股骨与胫骨之间的磨损。

正常半月板是位于胫骨平台与股骨内外髁透明软骨之间的半月状纤维软骨盘，其上面凹陷，下面平坦，由前角、体部和后角3部分组成。分为内外侧半月板，内侧半月板较大，呈"C"形，前端窄后端宽，外缘与关节囊及胫侧副韧带紧密相连；外侧半月板较小，呈"○"形，其前后角几乎大小相等，外缘与关节囊相连。

指导课2

【患者的辅助检查情况】

DR 膝关节正侧位片检查：未见明确骨质征象。MRI 膝关节平扫检查：内侧半月板体部及后角 T1 WI 呈低信号、T2 WI 呈高信号的线形信号影。结论：内侧半月板损伤。其他血常规及生化等实验室检查未见异常。

【问题与思考】

（1）X 线、MRI 在半月板损伤诊断及治疗中的作用是什么？

（2）半月板损伤的发病机制是什么？

（3）半月板损伤的临床表现、诊断要点有哪些？

（4）半月板损伤应与哪些疾病相鉴别？

【学习目标】

（1）掌握 X 线、MRI 检查在半月板损伤及治疗中的作用。

（2）掌握半月板损伤的发病机制、分型及发病人群。

（3）掌握半月板损伤的临床表现、诊断要点。

（4）掌握半月板损伤与其他疾病的鉴别。

【Tutor 参考重点】

一、X 线、MRI 检查在半月板损伤诊断及治疗中的作用

1. X 线检查

一般摄膝关节正侧位，用以排除关节内骨折、游离体等。

2. MRI 检查

①确诊半月板损伤，为手术治疗提供诊断证据。②明确有无关节软骨、韧带等其他膝关节结构的损伤，为手术做好充分准备。

二、半月板损伤的发病机制、分型及发病人群

1. 发病机制

半月板损伤与年龄、职业、运动水平等有较为密切的关系，半月板受到损伤的机会、损伤的特点或类型等也各不相同。半月板损伤可以分为退变性和创伤性 2 种。正常的半月板的功能有 2 种：一是它外厚内薄和上凹下平的特殊形态可以充分填塞在股骨和胫骨的关节间隙内，保持了关节的稳定性。二是协同膝关节的伸屈和旋转活动，膝关节伸直与屈曲时，它可以前后活动；膝关节旋转时，两个半月板一个向前，一个向后，旋转活动最容易使半月板损伤。膝关节屈曲时，突然附加的扭转负荷使半月板不能及时有效地协同股骨髁而移动，其所承受的复合性应力超出半月板的承受水平时，半月板即可发生撕裂。破裂的半月板如部分滑入关节之间，使关节活动发生机械障碍，妨碍关节伸屈活动，即形成"交锁"。在严重创伤病例，半月板、交叉韧带和侧副韧带可同时损伤。引起半月板损伤的外力因素主要有撕裂性外力、研磨性外力、嵌顿性外力和扭转性外力等 4 种。盘状半月板因其自身结构缺陷和较大的体积、特殊的形态，较正常半月板更易发生损伤、撕裂。

2. 分型

（1）半月板损伤主要的分类依据是撕裂的位置、类型、病因等。分类方法主要是根据术中所见，包括：①纵行撕裂；②横行撕裂；③瓣状撕裂；④桶柄状撕裂；⑤退变撕裂。

（2）按照部位分为：红区（有血运、滑膜缘）、红白区（过渡区）、白区（无血运、游离缘）的撕裂。

（3）半月板前根、后根、前角、后角、体部的撕裂。

3. 发病人群

（1）专业运动员，年轻的非运动员。

（2）男性发生率约为女性的 2 倍，但运动员中女性发生率高于男性。

（3）一些特殊职业如军人、舞蹈演员和杂技演员、搬运工等的发病率高于一般人群。

三、半月板损伤的临床表现及诊疗要点

（1）正常的半月板损伤大部分合并有外伤史，但也有一部分没有明确的外伤史，尤其对于畸形或退变的半月板更是如此，这种情况多见于中年患者。

（2）半月板损伤的主要临床表现为膝关节疼痛、肿胀、弹响、交锁、打软腿等。

（3）查体可发现沿关节间隙有固定的压痛点、旋转试验阳性、研磨试验阳性、股四头肌萎缩、关节积液等。

（4）影像学检查。X 线检查可以排除骨软骨性游离体、剥脱性骨软骨炎以及其他类似于半月板损伤的疾病。关节造影：在诊断半月板病变时，关节造影的作用通常与医师的喜好和经验有关，不作为一项常规检查。MRI 是一种快速、无创伤性的检查方法，具有较高的软组织分辨率，可以多参数成像、任意方位扫描，能较正确地诊断半月板损伤的部位、形态及程度，对膝关节外伤尤其是半月板损伤的诊断具有较大的优势，可为临床诊断及治疗提供可靠而广泛的影像信息，是目前检查半月板最佳和首选的影像检查方法，诊断内、外侧半月板撕裂的准确率为 98% 和 90%。MRI 诊断半月板损伤的主要依据是在低信号的半月板内发现中等信号缺损，撕裂的方向可以是垂直撕裂、水平撕裂或斜形撕裂，不同类型半月板损伤的磁共振成像表现也不同（见图 1）。半月板撕裂除信号异常外还可表现为形态异常，磁共振成像评价膝关节半月板损伤如半月板尖部变钝、半月板碎片移位、半月板后角缩小使后角小于前角。撕裂部位可以在前角、体部或后角，以内侧半月板的后角最常见。

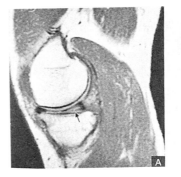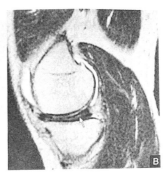

图1　MRI检查

四、半月板损伤的鉴别诊断

（1）弹响膝：关节内或关节周围各种病理因素导致的关节运动过程中出现的机械性紊乱，半月板、滑膜、软骨、韧带以及周围肌腱病变或解剖异常均可导致弹响发生，因此不能以弹响确诊半月板损伤。

（2）关节交锁：半月板撕裂的患者可以分为有交锁症状而诊断明确和无交锁症状诊断困难两类。交锁症状一般见于半月板纵行撕裂，尤其是桶柄状撕裂，但并非其独有，关节内肿瘤、游离体以及其他情况均可能导致交锁。

（3）关节积液：急性半月板损伤后出现膝关节内积液，说明关节内出血，多出现在半月板血管区边缘的撕裂，而半月板体部、半月板退变多不会出现关节内积液，撕裂的半月板反复移位会引起频繁的滑膜刺激，导致慢性滑膜炎，因此要和单纯性滑膜炎、关节感染等有关节积液的疾病相鉴别。

（4）打软腿：其在膝关节其他病变中经常出现，如关节内游离体、髌骨软化、韧带损伤、肌肉无力等。应该和半月板损伤后出现股四头肌萎缩的肌无力相鉴别。

此外，半月板损伤还要与盘状半月板、髌骨不稳、膝关节前后交叉韧带损伤、膝关节游离体、滑膜炎等疾病相鉴别。

指导课3

【患者的治疗情况】

医生建议王某进行膝关节镜手术治疗，同时予中医内外兼治。住院后医生予行膝关节镜下内侧半月板缝合术，术后指导患者进行功能锻炼，嘱患者扶拐患肢部分负重行走。现患者左膝症状消失，关节活动正常。

【问题与思考】

（1）半月板损伤如何进行中医辨证治疗？
（2）半月板损伤手术治疗的方法是什么？
（3）半月板损伤手术治疗的风险是什么，如何选择麻醉方式？
（4）半月板损伤如何做好术后康复及预防？

【学习目标】

（1）掌握半月板损伤的中医辨证治疗。
（2）掌握半月板损伤的手术方法。
（3）熟悉半月板损伤的手术治疗风险及麻醉方式。
（4）熟悉半月板损伤术后康复锻炼的方法。

【Tutor 参考重点】

一、半月板损伤的中医治疗

四诊合参，半月板损伤属"筋伤"范畴。缘于患者运动致膝关节内筋脉损伤，瘀血外溢阻络，不通则痛，患者舌质暗、苔薄白、脉弦为瘀血阻滞之象，病名为"筋伤"，证型属气滞血瘀，予以活血化瘀法，内服药拟桃红四物汤加减，外敷药拟消瘀止痛膏外敷。中医治疗可以选择在手术前实施，术后患者拆线后可予活血化瘀、舒筋通络的中药外洗，以改善患者功能。

二、半月板损伤的手术治疗

患者磁共振提示左膝内侧半月板桶柄状撕裂，为不稳定型撕裂，撕裂范围较大。患者现在有交锁症状，且是陈旧性损伤后合并急性加重，改型半月板损伤不稳定、缺乏血运，保守治疗无愈合可能，需手术解除交锁及抢救半月板的功能，因此可以行关节镜下半月板切除或缝合术。切除或缝合需依照术中半月板损伤的具体不稳、大小、质地及有无愈合可能等情况决定，如无缝合可能，可行半月板切除术。半月板切除有全切、次全切、部分切除，原则是尽可能保留完好的半月板，因半月板对于膝关节的功能是非常重要的，全部切除半月板后可能导致远期关节的退变。至于半月板缝合，方法有很多，如 Insinde-in、Outside-in、全关节内缝合，选择何种方法应根据术中情况而定。

三、半月板损伤的手术风险

（1）术中：麻醉意外、心脑血管意外、血管神经损伤。
（2）术后：手术切口感染、关节粘连、肌肉萎缩、下肢深静脉血栓形成、骨性关节炎。

（3）麻醉方式：硬膜外神经阻滞麻醉、全身麻醉。

四、半月板损伤术后的康复治疗及预防

1.术后康复

①踝蹦：术后即开始踝关节屈伸锻炼，每 2 小时锻炼 1 次，每次 20 min。

②疼痛减轻后开始股四头肌收缩锻炼，每 2 小时锻炼 1 次，每次以大腿有发热感为宜。

③各向被动活动髌骨，每日 10 ～ 20 次。

④术后 2 ～ 3 天拆除绷带后开始进行膝关节屈伸活动锻炼，每次 30 min，每日 5 次。

⑤术后第 2 天，半月板修整术的患者可戴护膝下床行走；如果进行半月板缝合的患者，需扶拐 4 周，患肢部分负重。

2.预防

第一，要有一个良好的热身运动，所有的运动开始前，均必须进行热身。第二，如果体重比较重，且很长时间不进行运动者，应逐渐地开始运动，而且一开始尽量少做对抗性的运动；如果要做对抗性的运动，应提前把护膝戴上，这对关节会有一个非常良好的保护。

第五节 踝部筋伤

跟腱损伤

导 言

【概述】

跟腱是由腓肠肌和比目鱼肌的肌腱联合组成，止于跟骨结节，主要功能是跖屈踝关节。跟腱是人体最强有力的肌腱，承受负重、步行、跳跃、奔跑等强大的牵拉力量。

本案例从一个以运动受伤致右跟腱疼痛，活动受限1天为主诉的患者切入，通过模拟临床医生收治患者的全过程，引导学生学会询问病史，进行全面的体格检查和必要的辅助检查，并以此为基础指导学生联系解剖、病理、诊断、药理、中医骨伤科学等学科，从多个角度及层面对病情进行综合分析，最终帮助学生建立系统规范的临证诊治思路。

【病例摘要】

患者张某，男，42岁，平时爱好羽毛球运动，昨日打羽毛球时感觉像是被人踹了一下，听到右小腿下段有撕裂声，致右足跟部疼痛，负重行走困难，伤后予冰敷等处理，今日为进一步治疗，遂到骨科就诊。

体格检查：右小腿下段后侧皮下瘀斑、肿胀，可触及明显凹陷、压痛，跖屈无力，活动受限、跛行，Thompson征阳性。舌质暗，苔薄白，脉弦。

辅助检查：各项化验检查未见异常。MRI检查结果提示跟腱断裂。中医诊断：右跟腱断裂，气滞血瘀证；西医诊断：右跟腱断裂。

治疗经过：住院后给予跟腱切开缝合修复手术及石膏外固定治疗；术后患者右足跟部疼痛症状缓解，术后复查踝关节MRI检查提示右跟腱连续性好，伤口愈合后拆线出院。

【教学目标】

掌握：（1）跟腱损伤的四诊技能。（2）跟腱损伤的临床表现、诊断与鉴别诊断。（3）跟腱损伤的中西医治疗方法。

熟悉：跟腱损伤的预防与调护。

了解：以患者为中心的人文关怀。

【教学内容】

基础医学：（1）跟腱损伤的病因及发病机制。（2）跟腱的局部解剖结构。

临床医学：（1）跟腱损伤的问诊内容。（2）MRI检查在跟腱损伤诊断中的作用。（3）跟腱损伤的诱发因素、临床表现、诊断标准及鉴别诊断。（4）跟腱损伤不同治疗方案的适应证。（5）跟腱损伤保守治疗的方法。（6）跟腱损伤手术方式的选择。

医学人文：（1）跟腱损伤的流行病学。（2）跟腱损伤的预防及预后。

【教学重点及难点】

重点：跟腱损伤的临床诊断与治疗。

难点：（1）跟腱损伤部分断裂和完全断裂的区别。（2）跟腱完全损伤和部分损伤在治疗上的区别。

解决方法：通过 PBL 教学课程，引导学生围绕病例提出问题、建立假设、收集资料、论证和修正假设、归纳总结等，提高学习能力，更好地理解、掌握学习内容。

【教学课时】

共 3 学时。

指导课 3 学时，引出跟腱断裂病案，通过模拟临床问诊及模拟体格检查，提出诊断思路，给出患者检查结果，明确诊断与治疗方法。根据患者的临床表现，学习跟腱断裂的中医辨证及治疗方案的选择。

指导课中学生自由讨论 90 min，学生分析总结 20 min，教师点评总结 10 min。

【教学建议】

（1）人数：参加学生以 6 ~ 8 人为宜。

（2）担任角色：小组长与记录员相对固定。

（3）学习时间分配：重点内容讨论时间约占 80 %，其余内容讨论时间约占 15 %，教师总结与点评时间约占 5 %。

（4）学习方式：课前准备、沟通协调、查找资料、参与讨论、积极表达、组织材料、总结概括、提出解决困难的对策、自我评估、改进提高。

（5）Tutor：准备病例、引导学生、点评讨论、改进教案。

（6）学生学习小结与自我评估：讨论结束后一周内每人交一篇小组讨论记录和自我评估，由小组长收齐送交指导老师。主要内容包括：讨论内容概要，参加讨论的感想、贡献，自己在组织材料和讨论中的优缺点，参与讨论时遇到的困难（知识面、技术面、情绪面等），今后可能采取的对策；也可评价讨论小组的整体水平、其他队员的参与度，如参与讨论的积极性、聆听态度、沟通协调、课前准备、表达能力等，作为成绩的参考及将来改进教案的参考。

指导课

【患者就诊及治疗情况】

患者张某，男，42岁，平时爱好羽毛球运动，昨日打羽毛球时感觉像是被人踹了一下，听到右小腿下段有撕裂声，致右足跟腱处疼痛，负重行走困难，伤后予冰敷等处理，今日为进一步治疗，遂到骨科就诊。否认手术史及输血史；否认食物及药物过敏史。

体格检查：右小腿下段后侧皮下瘀斑、肿胀，可触及明显凹陷，压痛，跖屈无力，活动受限、跛行，Thompson征阳性。舌质暗，苔薄白，脉弦。MRI检查结果提示跟腱断裂（见图1）。住院后给予跟腱切开缝合修复手术及石膏外固定治疗；术后患者右足跟部疼痛症状缓解，术后复查踝关节MRI检查提示右跟腱连续性好（见图2），伤口愈合后拆线出院。

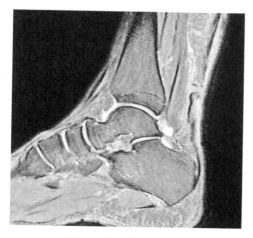
图1 术前踝关节MRI检查

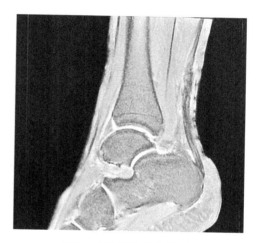
图2 术后踝关节MRI检查

【问题与思考】

（1）跟腱损伤的病因病机是什么？
（2）跟腱损伤的诊断要点是什么？
（3）跟腱损伤的治疗方法如何选择？

【学习目标】

（1）掌握跟腱损伤的病因病机。
（2）掌握跟腱损伤的诊断和治疗。
（3）熟悉跟腱损伤的治疗方法和调护。

【Tutor 参考重点】

一、跟腱损伤的病因病机

1. 直接暴力

常发生于锐器割裂伤，多为开放性损伤；或受到暴力的直接打击，皮肤挫伤重，血肿大，多为横断。

2. 间接暴力

青壮年多见，剧烈运动或劳动时，小腿三头肌突然收缩，使跟腱受到强力牵拉，引起跟腱的部分或完全断裂，断面多在跟腱附着点上方 3 ～ 4 cm 处。

二、跟腱损伤的诊断要点

（1）有外伤史。

（2）闭合性损伤患者常有受伤部位受外力击打的错觉，常可听到断裂声，跟腱局部肿胀、疼痛。

（3）踝关节跖屈活动受限，Thompson 征阳性。

（4）MRI 检查可见跟腱连续性中断，局部明显的急性外伤性信号改变。

三、跟腱损伤的治疗方法

（1）开放性损伤：清创、跟腱缝合修复术。

（2）闭合性损伤：陈旧性跟腱损伤、完全跟腱断裂需手术治疗。不完全损伤采取非手术治疗，石膏外固定。

四、跟腱损伤的调护

（1）不完全断裂：石膏外固定 3 ～ 4 周后进行功能锻炼。

（2）完全断裂：手术后固定 6 周再进行功能锻炼。

第六节 腰部筋伤

腰椎间盘突出症

导 言

【概述】

腰椎间盘突出症，是指因各种原因造成纤维环破裂，髓核突出，刺激或压迫神经根或硬膜囊产生的以腰痛及下肢放射痛为主要表现的病症。本病多见于 20 ～ 50 岁的青壮年，男性多于女性，突出部位多在腰 4/5 间隙、腰 5 / 骶 1 间隙。如果突出压迫严重，时间过长，容易造成马尾神经的损害，下肢部分功能丧失。

本案例从一个以腰痛伴右下肢放射痛为主诉的患者切入，通过模拟临床医生收治患者的全过程，引导学生学会询问病史，进行全面的体格检查和必要的辅助检查，并以此为基础指导学生联系解剖、病理、诊断、药理、中医骨伤科学等学科，从多个角度及多层面对病情进行综合分析，最终帮助学生建立系统规范的临证诊治思路。

【病例摘要】

患者吴某，男，40 岁，出租车司机，平时开出租车谋生，近 2 个月无明显诱因出现腰痛伴右下肢放射痛，放射到小腿外侧及足背，躺下休息后缓解，坐位、站立行走及弯腰时加重。吴某曾找按摩师做理疗，自觉效果不明显，而且症状越来越重，已经不能开出租车了，遂到骨科就诊。吴某平时偶有腰痛，每于长时间弯腰劳累时发作。否认高血压等内科疾病史；否认手术史及输血史；否认食物及药物过敏史。

体格检查：腰椎棘突无明显叩压痛，腰后伸试验阴性，右小腿外侧及足背皮肤感觉减退，右下肢直腿抬高试验 40° 阳性，加强阳性，左下肢直腿抬高试验阴性，双侧股神经牵拉试验阴性，膝腱反射及跟腱反射正常，病理反射阴性。舌质暗，苔薄白，脉弦。

辅助检查：各项化验检查未见异常。腰椎 DR 检查结果提示腰椎骨质未见异常，4/5 间隙稍变狭窄；CT 检查结果提示腰 4/5 水平椎间盘突出两侧侧隐窝狭窄；MRI 检查结果提示 T2 序列及脂肪抑制序列可见腰 4/5 椎间盘突出，相应硬脊膜受压。

治疗经过：医生诊断为腰椎间盘突出症，予行腰 4/5 椎板开窗髓核摘除手术治疗，术后腰痛伴右下肢放射痛症状消失，术后 1 年恢复开出租车工作。

【教学目标】

掌握：（1）腰腿痛的四诊技能。（2）腰椎间盘突出症的临床表现、诊断与鉴别诊断。（3）腰椎间盘突出症的中西医治疗方法。

熟悉：（1）腰椎间盘突出症的发病机制。（2）腰背肌的功能锻炼方法。

了解：以患者为中心的人文关怀。

【教学内容】

基础医学：（1）腰椎间盘突出症的病因及发病机制。（2）腰椎的生物力学及局部解剖结构。

临床医学：（1）腰腿痛的问诊技巧。（2）神经根性痛、干性痛及丛性痛的区别。（3）不同类型的腰痛伴右下肢放射痛的区别。（4）X 线、CT、MRI 检查在腰椎间盘突出症诊断中的作用。（5）腰椎间盘突出症的临床表现、诊断要点及鉴别诊断。（6）腰椎间盘突出症不同治疗方案的适应证。（7）腰椎间盘突出症保守治疗的方法。（8）腰椎间盘突出症手术方式的选择。

医学人文：（1）腰椎间盘突出症的流行病学。（2）腰椎间盘突出症的预防及预后。

【教学重点及难点】

重点：腰椎间盘突出症的临床诊断与治疗。

难点：（1）腰椎间盘突出症的定位诊断。（2）腰椎间盘突出症与其他疾病的区别。

解决方法：通过 PBL 教学课程，引导学生围绕病例提出问题、建立假设、收集资料、论证和修正假设、归纳总结等，提高学习能力，更好地理解、掌握学习内容。

【教学课时】

共 9 学时。

第一次指导课 3 学时，引出腰椎间盘突出症病案，通过模拟临床问诊及模拟体格检查，提出诊断思路。

第二次指导课 3 学时，给出患者检查结果，明确诊断与鉴别诊断。

第三次指导课 3 学时，根据患者的临床表现，学习腰椎间盘突出症的中医辨证及手术方案的选择。

以上各次指导课中学生自由讨论 90 min，学生分析总结 20 min。教师点评总结 10 min。

【教学建议】

（1）人数：参加学生以 6 ~ 8 人为宜。

（2）担任角色：小组长与记录员相对固定。

（3）学习时间分配：重点内容讨论时间约占 80 %，其余内容讨论时间约占 15 %，教师总结与点评时间约占 5 %。

（4）学习方式：课前准备、沟通协调、查找资料、参与讨论、积极表达、组织材料、总结概括、提出解决困难的对策、自我评估、改进提高。

（5）Tutor：准备病例、引导学生、点评讨论、改进教案。

（6）学生学习小结与自我评估：讨论结束后一周内每人交一篇小组讨论记录和自我评估，由小组长收齐送交指导老师。主要内容包括：讨论内容概要，参加讨论的感想、贡献，自己在组织材料和讨论中的优缺点，参与讨论时遇到的困难（知识面、技术面、情绪面等），今后可能采取的对策；也可评价讨论小组的整体水平、其他队员的参与度，如参与讨论的积极性、聆听态度、沟通协调、课前准备、表达能力等，作为成绩的参考及将来改进教案的参考。

指导课1

【患者的就诊情况】

患者吴某，男，40岁，出租车司机，平时开出租车谋生，近2个月无明显诱因出现腰痛伴右下肢放射痛，放射到小腿外侧及足背，躺下休息后缓解，坐位、站立行走及弯腰时加重。吴某曾找按摩师做理疗，自觉效果不明显，而且症状越来越重，已经不能开出租车了，遂到骨科就诊。吴某平时偶有腰痛，每于长时间弯腰劳累时发作。否认高血压等内科疾病史；否认手术史及输血史；否认食物及药物过敏史。

体格检查：腰椎棘突无明显叩压痛，腰后伸试验阴性，右小腿外侧及足背皮肤感觉减退，右下肢直腿抬高试验40°阳性，加强阳性，左下肢直腿抬高试验阴性，双侧股神经牵拉试验阴性，膝腱反射及跟腱反射正常，病理反射阴性。舌质暗，苔薄白，脉弦。

【问题与思考】

（1）腰腿痛患者的问诊内容有哪些？

（2）腰椎间盘突出症的分类有哪些？

（3）该病的初步诊断应考虑什么？应与哪些疾病相鉴别？

（4）需要做哪些辅助检查以明确诊断？

【学习目标】

（1）掌握腰腿痛患者四诊资料的收集方法。

（2）掌握腰腿痛相关的体格检查。

（3）掌握腰椎间盘突出症的分类及临床意义。

【Tutor 参考重点】

一、腰腿痛患者的问诊内容

（1）起病缓急，有无诱因，疼痛的部位、程度、性质、持续或阵发，有无规律。

（2）白天或夜间是否痛甚，活动后是否加重或缓解，休息后是否减轻。

（3）有无伴随症状或全身症状，如发热、乏力、消瘦、皮疹和晨僵等。

（4）有无其他关节肿痛、变形和功能障碍。

（5）既往有无类似情况发生，做过的检查和治疗情况。

（6）家族中有无类似疾病患者，如强直性脊柱炎。

二、腰椎间盘突出症的分型

（1）膨隆型：纤维环部分破裂、隆起，但表层完整。

（2）突出型：纤维环完全破裂，髓核突向椎管，突出的髓核有薄层纤维环膜覆盖。

（3）脱出型：破裂突出的椎间盘髓核游离于椎管内。

（4）Schmorl 结节：髓核经上、下软骨板裂隙突入椎体松质骨内。

三、腰椎间盘突出症与其他疾病的鉴别

1. 神经源性腰痛伴右下肢痛

（1）腰椎椎管狭窄症：多见于中老年人，主要临床表现是间歇性跛行，慢性反复的腰痛，一侧、两侧或双下肢交替性疼痛，行走或腰过伸时疼痛加重，休息或腰前屈时减轻或消失。结合 CT、MRI 扫描等影像学检查多可以及时明确诊断。

（2）腰椎后缘断裂症：腰椎椎体后缘因故断裂突入椎管，压迫刺激神经根和／或马尾出现类似并重于腰椎管狭窄症或腰椎间盘突出症的腰腿痛症状，其中以腰痛伴右下肢放射痛尤为明显。

（3）脊髓外源性压迫所致的脊髓源性腰痛伴右下肢放射痛：由于退变性疾病导致颈或胸段脊髓压迫所致的脊髓源性腰痛伴右下肢放射痛，是因压迫产生脊髓的动脉循环血量减少、静脉瘀血或静脉充血或两种因素共同作用导致脊髓缺血。

（4）腰椎结核：腰痛是腰椎结核最常见的症状，疼痛的性质多为钝痛或酸痛，伴有压痛及叩击痛，在劳累、咳嗽、睡前疼痛加重，伴有午后发热、乏力盗汗、消瘦等全身症状。上腰椎结核可有大腿痛，下腰椎结核可有坐骨神经痛，这是由于结核脓肿、肉芽组织及坏死的椎间盘或死骨向后突入椎管内，使脊髓或神经根受到压迫或刺激时，可出现放射痛。X 线片可显示椎间隙模糊变窄，椎体破坏。

（5）梨状肌综合征：主要症状是臀部痛或臀腿痛，髋关节内收内旋活动时加重，梨状肌紧张试验阳性。直腿抬高试验在小于 60° 时加重，而大于 60° 时疼痛反而减轻，梨状肌局部封闭后疼痛消失。

2. 血管源性腰痛伴右下肢痛

因下肢中小血管的病变导致下肢末梢缺血，当患者行走一定时间或距离后出现下肢疼痛、麻木等，迫使停步休息片刻后疼痛得到缓解，称为血管源性腰痛伴右下肢放射痛。这是下肢慢性动脉功能不全的典型症状，也是周围动脉病变的早期。常见的病变如下：

（1）血栓闭塞性脉管炎：简称脉管炎，为血管外科常见疾病，是一种累及血管的炎症和闭塞性病变，尤其是以下肢的中小动脉为主，多见于青壮年男性。早期主要症状为患肢疼麻痛、发凉、感觉异常，久行后上述症状加重，逐渐出现腰痛伴右下肢放射痛，这些症状体征与神经源性腰痛伴右下肢放射痛极其相似，但其病因目前尚未完全明了。可由多种综合因素引起，如吸烟、寒冷、皮肤霉菌感染、激素或前列腺功能紊乱、遗传基因异常或自身免疫功能紊乱等。早期疑有本病者可采用多普勒超声、肢体血流图、动脉造影、红外线热图等项检查以进一步明确诊断。

（2）动脉粥样硬化性：闭塞病变位于下肢动脉时也可产生下肢缺血症状，如腰痛伴右下肢放射痛。多见于老年人、高血压患者、冠状动脉硬化患者，病变主要侵袭较大或中等动脉。X 线片可能在动脉部位显示钙化斑，也可用多普勒超声等方法检查明确诊断。

（3）原发性游走性血栓性浅静脉炎：本病发展到一定阶段可以并发下肢慢性动脉功能不全，出现腰痛伴右下肢放射痛，值得注意的是脉管炎患者约有半数以上在早中期可以出现游走性血栓性浅静脉炎的临床表现。

（4）结节性动脉周围炎：本病主要侵犯中小动脉，下肢可出现类似脉管炎的缺血症状，其病变广泛，常累及肾、心等内脏，皮下可有循着动脉排列的结节。血液检查呈高球蛋白血症和活检循动脉排列的结节可以明确诊断。

四、辅助检查

需要进一步完善腰椎正侧位片、过伸过屈位片、腰椎 CT 和腰椎 MRI 检查，明确诊断。

指导课2

【患者的辅助检查情况】

各项化验检查未见异常。

腰椎正侧位X线检查可见：腰椎生理曲度变直，腰4/5椎体前缘可见骨质增生，腰4/5椎间隙变窄（见图1）。腰椎过伸过屈位片示：腰椎未见明显不稳。腰椎CT提示：腰4/5水平椎间盘突出，椎间隙变窄，两侧侧隐窝狭窄（见图2）。腰椎MRI提示：T2序列及脂肪抑制序列可见腰4/5椎间盘突出，相应硬脊膜受压（见图3）。

医生告知吴某所患疾病为腰椎间盘突出症，鉴于其初次发作且病程较短，建议吴某先行保守治疗，嘱其避免腰部过度负重劳累，行腰背肌功能锻炼，同时予中药外治理疗，西药消炎止痛治疗。

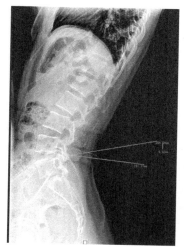
图1 DR腰椎矢状位片

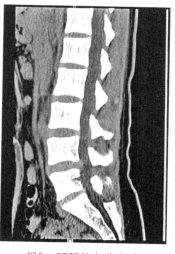
图2 CT腰椎矢状位片

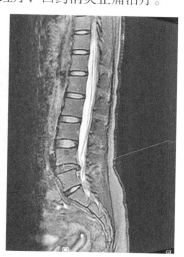
图3 MRI腰椎矢状位片

【问题与思考】

（1）腰椎间盘突出症的X线、CT及MRI表现和作用有哪些？

（2）腰椎间盘突出症的病因病机是什么？

（3）腰椎间盘突出症的临床表现是什么，如何诊断及鉴别诊断？

【学习目标】

（1）掌握X线、CT及MRI检查在腰椎间盘突出症诊断中的作用。

（2）掌握腰椎间盘突出症的病因病机。

（3）掌握腰椎间盘突出症的临床表现、诊断及鉴别诊断。

【Tutor 参考重点】

一、X线、CT及MRI检查在腰椎间盘突出症诊断中的作用

1. X线检查

腰椎正侧位：未见异常。

腰椎过屈过伸位：椎间夹角变化小于11°，椎体间位移小于3 mm。

2. CT 检查

腰椎间盘突出症在CT扫描上的主要表现有骨性椎管狭窄，同时可见关节突退变性肥厚，椎弓切迹骨性嵌压，单侧或双侧侧隐窝狭窄等。

3. MRI 检查

MRI能够很好地评估椎间盘、硬膜囊、神经根及周围组织的关系。除此之外，由于MRI较易获得脊柱的整体图像，对于病变节段不明确的腰腿痛患者，往往首先进行MRI检查。主要的缺点是带有心脏起搏器患者和体内有各种金属植入物的患者检查时要谨慎，此外由于MRI检查时间较长，幽闭恐惧症的患者应事先准备好相关药物。

二、腰椎间盘突出症的病因病机及发病率

1. 病因病机

（1）腰椎间盘的退行性改变是基本因素。髓核的退变主要表现为含水量的降低，并可因失水引起椎节失稳、松动等小范围的病理改变；纤维环的退变主要表现为坚韧程度的降低。

（2）损伤：长期反复的外力造成椎间盘轻微损害，加重了退变的程度。

（3）椎间盘自身解剖因素的弱点：椎间盘在成年之后逐渐缺乏血液循环，修复能力差。在上述因素作用的基础上，某种可导致椎间盘所承受压力突然升高的诱发因素，即可能使弹性较差的髓核穿过已变得不太坚韧的纤维环，造成髓核突出。

（4）遗传因素：腰椎间盘突出症有家族性发病的报道。

（5）腰骶先天异常：包括腰椎骶化、骶椎腰化、半椎体畸形、小关节畸形和关节突不对称等，可使下腰椎承受的应力发生改变，从而构成椎间盘内压升高和易发生退变和损伤。

（6）诱发因素：在椎间盘退行性改变的基础上，某种可诱发椎间隙压力突然升高的因素可致髓核突出。常见的诱发因素有增加腹压、腰姿不正、突然负重、妊娠、受寒和受潮等。

2. 流行病学研究

（1）一般发病率：腰椎间盘突出症是引起腰腿痛最常见的疾病。有关它的发病率目前尚没有精确的统计。

（2）性别差异：男性较多。

（3）年龄分布：多见于青壮年，其中90％以上分布于20 ～ 50 岁之间。

（4）职业分布：见于各行各业，劳动强度较大的人群多见。

（5）好发部位：以腰4/5节段多见，其次为腰5／骶1。

三、腰椎间盘突出症的临床表现、诊断要点及鉴别诊断

1. 临床表现

患者典型的症状包括腰腿痛，可因咳嗽、打喷嚏、伸懒腰、用力排便、行走或站立过久而加重，卧床休息或采取屈膝屈髋体位可减轻，受累神经根所支配区域的皮肤可出现感觉异常，早期多为皮肤过敏，继而出现麻木或感觉减退。直腿抬高试验阳性，是诊断腰椎间盘突出症的重要体征。

2. 诊断要点

（1）腰痛：长期多次反复的腰痛，有时可放射到下肢。

（2）腰痛伴下肢放射痛：当患者弯腰、站立或行走时，出现腰痛伴下肢放射痛，并逐渐加重以至不能继续行走。平卧休息后症状可缓解。

（3）部分患者：可有下肢麻木、冷感、乏力、某些肌肉萎缩以及鞍区麻木、大小便失禁或尿急或排尿困难等症状。

（4）做直腿抬高动作：可引起下肢麻痛加重，此为直腿抬高试验阳性，是诊断腰椎间盘突出症的重要体征。

（5）一般需要拍摄腰椎正侧位、过伸过屈位片 X 线片，有时需加摄腰椎斜位片。可见椎间隙狭窄、骨质增生、椎小关节骨性关节炎改变等，多见于腰 4/5 与腰 5 / 骶 1 之间。

（6）腰椎 CT、MRI 检查腰 4/5、腰 5 / 骶 1 椎间隙水平椎间盘突出。

3. 定位诊断（见表 1）

表1　腰椎间盘突出症的定位诊断

狭窄节段	受压神经根	感觉障碍区	肌力减弱	反射异常
腰3/4	腰4	大腿前侧、小腿内侧	股四头肌	膝腱反射
腰4/5	腰5	小腿外侧、足背内侧	足拇背伸肌、踝背伸肌	——
腰5/骶1	骶1	小腿后侧、足背外侧	足跖屈	跟腱反射

4. 鉴别诊断

（1）腰椎结核。

（2）腰椎肿瘤。

（3）脊膜瘤及马尾神经肿瘤。

指导课3

【患者的治疗情况】

吴某住院治疗1周，症状未减轻。医生再次做了详细的查体，除原体征外，右足拇背伸肌力较前下降，右拇背伸肌力4级。医生建议吴某行手术治疗。完善相关术前检查及准备后，在全麻状态下行腰4/5椎板开窗髓核摘除手术，术后右下肢麻痛症状消失，2周后伤口拆线出院。术后1年已能再次开出租车。

【问题与思考】

（1）腰椎间盘突出症保守治疗的适应证和方法有哪些？
（2）腰椎间盘突出症手术治疗的适应证和方法有哪些？
（3）腰椎间盘突出症手术治疗的风险及麻醉方式有哪些？
（4）如何做好腰椎间盘突出症的术后康复治疗及预防？

【学习目标】

（1）掌握腰椎间盘突出症保守治疗的适应证和方法。
（2）掌握腰椎间盘突出症手术治疗的适应证和方法。
（3）熟悉腰椎间盘突出症手术治疗的风险及麻醉方式的选择。
（4）熟悉腰椎间盘突出症的术后康复治疗及预防。

【Tutor 参考重点】

一、腰椎间盘突出症保守治疗的适应证

（1）首次发病者：原则上均应先予非手术疗法，除非有明显的马尾损害症状。
（2）症状较轻者：其病程可能持续时间较长，临床缓解期也较长。
（3）全身或局部情况不适宜手术者：主要指年迈体弱的高龄患者或手术部位有其他病变者。

二、腰椎间盘突出症的中西医保守治疗方法

（1）卧床休息、腰围保护。
（2）中医外治、针灸、推拿及理疗。
（3）西药消除局部炎症及水肿（骶管注射）。
（4）中药辨证施治。中医认为本病主要是由于肾气亏虚，劳损久伤，或外邪侵袭，以致风寒湿邪瘀积不散所致。肾气亏虚者，治宜补肾益精；偏肾阳虚者，治宜温补肾阳，可用右归丸或补肾壮筋汤加减；偏肾阴虚者，治宜滋补肾阴，可用左归丸、大补阴丸。外邪侵袭型属寒湿腰痛者，治宜祛寒除湿、温经通络。风湿盛者以独活寄生汤为主；寒邪重者以麻桂温经汤为主；湿邪偏重者以加味术附汤为主；属湿热腰痛者治宜清热化湿，以加味二妙汤为主。
（5）练功活动：腰腿痛症状减轻后，应积极进行腰背肌的功能锻炼，可采用飞燕点水、五点支撑练功，以增强腰部肌力；练习行走、下坐、蹬空、侧卧外摆等动作，以增强腿部肌力。

三、腰椎间盘突出症手术治疗的适应证

（1）下肢疼痛，症状严重影响生活者；（2）存在客观神经损害体征者，如下肢感觉减退、下肢肌肉萎缩、下肢肌力下降；（3）典型的神经源性症状，症状严重影响生活者；（4）症状持续存在且保守治疗3个月不好转，症状严重影响生活者。

四、腰椎间盘突出症手术治疗的方法

（1）腰椎后路单侧减压手术。
（2）腰椎减压融合术（ALIF/PLIF/TLIF/OLIF/XLIF）。
（3）腰椎非融合技术。
（4）椎间盘镜或椎间孔镜技术。
（5）微创椎间融合＋经皮椎弓根钉内固定手术。

五、腰椎间盘突出症的手术风险及麻醉选择

（1）术中风险：定位错误、神经根损伤、硬膜囊损伤、血管脏器损伤。
（2）术后风险：内固定失败、融合失败、发热反应及感染、椎间盘炎、切口脑脊液漏、邻近节段退变加速。
（3）麻醉：全身麻醉、硬膜外神经阻滞麻醉、局部麻醉、复合麻醉。

六、腰椎间盘突出症术后的康复治疗及预防

（1）术后康复：术后2小时以内宜平卧为主，达到有效压迫止血；注意引流通畅，定时翻身。视引流量术后72小时拔除引流管，鼓励患者戴腰围保护下床活动。
（2）预防：注意平时劳动姿势，避免久坐；纠正不良姿势和习惯，加强锻炼，增强体质，尤其加强腰背肌功能锻炼。

腰椎椎管狭窄症

导　言

【概述】

腰椎椎管狭窄症是指腰椎椎管、神经根管及椎间孔变形或狭窄并引起马尾及神经根受压而产生相应临床症状的疾病，多发于 40 岁以上的中年人，好发部位为腰 4/5，腰 5 / 骶 1，男性较女性多见，体力劳动者多见。腰椎椎管狭窄症的病因主要分为原发性和继发性两种。腰椎椎管狭窄症属中医"腰腿痛"范畴，其主要病理机制是肾虚不固，邪阻经络，气滞血瘀，营卫不和，以致腰腿筋脉痹阻而产生疼痛。

本案例从一个以腰痛伴双下肢麻痛为主诉的患者切入，通过模拟临床医生收治患者的全过程，引导学生学会询问病史，进行全面的体格检查和必要的辅助检查，并以此为基础指导学生联系解剖、病理、诊断、药理、方剂、中医骨伤科学等学科，从多个角度及层面对病情进行综合分析，最终帮助学生建立系统规范的临证诊治思路。

【病例摘要】

患者张某，男，65 岁。平时爱好运动，经常约三五好友到公园晨练，近 1 年来在来回公园的路上经常出现腰痛伴双下肢麻木胀痛，坐下休息后缓解，去一趟公园中途要休息 3 ~ 4 次，跛行距离 100 米，张某曾找按摩师做理疗，自觉效果不明显。近 10 天来症状越来越重，已经不能去公园晨练了，遂到医院就诊。既往史：张某有右锁骨骨折内固定手术史。否认内科疾病史及输血史；否认食物及药物过敏史；否认有家族性传染病史。

体格检查：神清，精神可；脊柱未见畸形，腰椎棘突无明显叩压痛，臀部无压痛；腰后伸试验阳性，直腿抬高试验双侧 60° 阴性，股神经牵拉试验双侧阴性；双小腿外侧及足背皮肤浅感觉减退，双踇背伸肌力 4 级，膝腱反射及跟腱反射正常，病理反射未引出。舌质暗，苔薄白，脉弦。

辅助检查：① DR 腰椎正侧位、过伸过屈位片：腰椎生理弯曲变直，L4 椎体后缘有部分骨赘向后方突出，L4/5 两侧关节突关节增生肥大，余椎体及附件骨质未见异常。② CT 腰椎平扫检查：L4/5 椎管狭窄，L4/5 两侧关节突关节增生肥大，侧隐窝狭窄，硬膜囊受压。③ MRI 腰椎平扫检查：L4/5 椎间盘膨出，黄韧带肥厚，两侧侧隐窝内神经及椎管内硬膜囊受压。④血常规、生化等实验室检查未见异常。

入院诊断：中医诊断为腰痛病，气滞血瘀证；西医诊断为腰椎椎管狭窄症（L4/5）。

治疗经过：住院后医生给予张某行腰 4/5 半椎板切除椎管减压神经根管扩大手术治疗；术后患者腰腿部疼痛症状缓解，行走活动正常。术后复查 DR 及 CT 腰椎检查提示腰 4/5 椎管减压良好。术口拆线出院，术后腰痛伴双下肢麻木胀痛症状消失，恢复去公园晨练。

【教学目标】

掌握：（1）腰椎椎管狭窄症的局部解剖结构。（2）腰椎椎管狭窄症的病因病机。（3）腰椎椎管狭窄症的诊查要点。（4）腰椎椎管狭窄症的治疗。

熟悉：（1）腰椎椎管狭窄症的椎管减压手术。（2）腰椎椎管狭窄症与腰椎间盘突出症的鉴别要点。

了解：以患者为中心的人文关怀。

【教学内容】

基础医学：（1）腰椎椎管狭窄症的局部解剖结构。（2）腰椎椎管狭窄症的病因病机。

临床医学：（1）腰椎椎管狭窄症腰腿部疼痛的问诊技巧。（2）腰椎椎管狭窄症 X 线、CT、MRI 阅片技巧及影像学诊断。（3）腰椎椎管狭窄症的临床表现、诊断标准及鉴别诊断。（4）腰椎椎管狭窄症的急救处理。（5）腰椎椎管狭窄症的椎管减压方法。（6）腰椎椎管狭窄症的中医辨证论治。（7）腰椎椎管狭窄症手术方式的选择。

医学人文：（1）腰椎椎管狭窄症的流行病学。（2）腰椎椎管狭窄症的预防及预后。

【教学重点及难点】

重点：（1）腰椎椎管狭窄症的局部解剖结构。（2）腰椎椎管狭窄症的主要病因病机特点及辨证要点。（3）腰椎椎管狭窄症的并发症。

难点：（1）腰椎椎管狭窄症与腰椎间盘突出症的鉴别要点。（2）腰椎椎管狭窄症的椎管减压方法。

解决方法：通过 PBL 教学课程，引导学生围绕病例提出问题、建立假设、收集资料、论证和修正假设、归纳总结等，提高学习能力，更好地理解和掌握学习内容。

【教学课时】

共 9 学时。

第一次指导课 3 学时，引出腰椎椎管狭窄症病案，通过模拟临床问诊及模拟体格检查，提出诊断思路，开启中医临床诊断思维。

第二次指导课 3 学时，给出患者辅助检查结果，进行鉴别诊断，明确诊断。

第三次指导课 3 学时，根据患者的临床表现，学习腰椎椎管狭窄症的中医辨证论治及手术方案的选择，并对腰椎椎管狭窄症相关合并证进行延伸。

以上各次指导课中学生自由讨论 90 min，学生分析总结 20 min，教师点评总结 10 min。

【教学建议】

（1）人数：参加学生以 6 ~ 8 人为宜。

（2）担任角色：小组长与记录员相对固定。

（3）学习时间分配：重点内容讨论时间约占 80 %，其余内容讨论时间约占 15 %，教师总结与点评时间约占 5 %。

（4）学习方式：课前准备、沟通协调、查找资料、参与讨论、积极表达、组织材料、总结概括、提出解决困难的对策、自我评估、改进提高。

（5）Tutor：准备病例、引导学生、点评讨论、改进教案。

（6）学生学习小结与自我评估：讨论结束后一周内每人交一篇小组讨论记录和自我评估，由小组长收齐送交指导老师。主要内容包括：讨论内容概要，参加讨论的感想、贡献，自己在组织材料和讨论中的优缺点，参与讨论时遇到的困难（知识面、技术面、情绪面等），今后可能采取的对策；也可评价讨论小组的整体水平、其他队员的参与度，如参与讨论的积极性、聆听态度、沟通协调、课前准备、表达能力等，作为成绩的参考及将来改进教案的参考。

指导课1

【患者就诊情况】

患者张某，男，65 岁。平时爱好运动，经常约三五好友到公园晨练，近 1 年来在来回公园的路上经常出现腰痛伴双下肢麻木胀痛，坐下休息后缓解，去一趟公园中途要休息 3 ~ 4 次，跛行距离 100 m，张某曾找按摩师做理疗，自觉效果不明显。近 10 天来症状越来越重，已经不能去公园晨练了，遂到医院就诊。既往史：张某有右锁骨骨折内固定手术史。否认内科疾病史及输血史；否认食物及药物过敏史；否认有家族性传染病史。

体格检查：神清，精神可；脊柱未见畸形，腰椎棘突无明显叩压痛，臀部无压痛；腰后伸试验阳性，直腿抬高试验双侧 60° 阴性，股神经牵拉试验双侧阴性；双小腿外侧及足背皮肤浅感觉减退，双踇背伸肌力 4 级，膝腱反射及跟腱反射正常，病理反射未引出。舌质暗，苔薄白，脉弦。

【问题与思考】

（1）如何对腰腿痛患者进行问诊？

（2）如何对腰腿痛患者进行体格检查？

（3）腰椎椎管狭窄症的病因病机是什么？

（4）腰椎椎管狭窄症的发病率如何？

【学习目标】

（1）掌握腰腿痛患者主诉及四诊资料的收集。

（2）掌握腰腿痛相关的体格检查及腰椎椎管狭窄症的特有体征。

（3）掌握脊柱局部解剖结构以及腰椎椎管狭窄症的病因病机。

（4）熟悉腰椎椎管狭窄症的流行病学。

【Tutor 参考重点】

一、腰腿痛患者的问诊内容

（1）主诉和现病史：腰腿痛经过和时间，有无诱因，重点关注腰部和下肢的疼痛和麻木情况，有无下肢放射性疼痛和麻木，有无大小便功能异常，疼痛的部位、时间、程度、性质、持续或阵发，有无规律，活动后是否加重或缓解，休息后是否减轻。发病后如何来医院就诊，发病后经过哪些诊治，诊治后有无效果。

（2）全身伴随症状：有无头晕、头痛、胸腹痛、发热、乏力、呕吐、消瘦、胸闷、心悸等。

（3）有无全身其他部位肿痛、变形、功能障碍及四肢活动情况。

（4）既往有无其他疾病，做过的检查和治疗情况。

（5）个人史。

（6）家族中有无遗传性疾病患者，如强直性脊柱炎等。

（7）婚育史。

二、腰腿痛相关的体格检查及腰椎椎管狭窄症的特有体征

（1）视诊：①脊柱外观有无畸形，有无肿胀及瘀斑；②腰背部肌肉的情况；③腰背部自主运动情况；

④舌象。

（2）叩诊：直接叩诊和间接叩诊；脊柱压痛的部位、性质等。

（3）神经系统的检查：①运动功能检查；②感觉功能检查；③神经反射检查。

（4）腰椎椎管狭窄症的特有体征：腰椎椎管狭窄症可以并发脊髓或马尾神经损害，特别是合并腰椎滑脱、失稳的。间歇性跛行，出现或感觉肌力的减退。

三、脊柱的局部解剖结构

（1）脊柱椎骨的组成。

（2）椎体间的连结：前纵韧带、后纵韧带、椎间盘等。

（3）椎弓间的连接：黄韧带、棘间韧带、棘上韧带和项韧带、横突间韧带、关节突关节等。

（4）脊髓及脊神经的组成及支配区域。

四、腰椎椎管狭窄症的病因病机

腰椎椎管狭窄症的病因主要分为原发性和继发性两种。

（1）原发性多为先天所致，是椎管本身由于先天性或发育性因素而致的腰椎椎管狭窄，表现为腰椎椎管的前后径和横径均匀一致性狭窄。此类型临床较为少见。

（2）继发性多为后天所致，其中退行性改变是主要发病原因，中年以后腰椎发生退行性改变，如腰椎骨质增生、黄韧带及椎板肥厚、小关节突增生或肥大、关节突关节松动、椎体间失稳等均可使腰椎椎管内径缩小，椎管容积变小，达到一定程度后可引起脊神经根或马尾神经受挤压而发病。

（3）原发性和继发性两种因素常常相互联系，相互影响。即在先天发育不良、椎管较为狭小的基础上再发生各种退变性因素，使椎管容积进一步狭小而导致本病。这种混合型的腰椎椎管狭窄症临床比较多见。

（4）其他因素导致的椎管狭窄，如陈旧性腰椎间盘突出、脊椎滑脱、腰椎骨折脱位复位不良、脊柱融合术后或椎板切除术后等也可引起腰椎椎管狭窄。

五、腰椎椎管狭窄症的流行病学

腰椎椎管狭窄症是骨科常见的疾病，多发于40岁以上的中年人，好发部位为腰4/5，其次为腰5/骶1，男性较女性多见，体力劳动者多见。

指导课2

【患者的辅助检查情况】

DR 腰椎正侧位、过伸过屈位片检查提示：腰椎生理弯曲变直，L4 椎体后缘有部分骨赘向后方突出，L4/5 两侧关节突关节增生肥大，余椎体及附件骨质未见异常（见图 1）。CT 腰椎平扫检查：L4/5 椎管狭窄，L4/5 两侧关节突关节增生肥大，侧隐窝狭窄，硬膜囊受压（见图 2）。MRI 腰椎平扫检查：L4/5 椎间盘膨出，黄韧带肥厚，两侧侧隐窝内神经及椎管内硬膜囊受压（见图 3）。结论：腰椎椎管狭窄症（L4/5），血常规、生化等实验室检查未见异常。

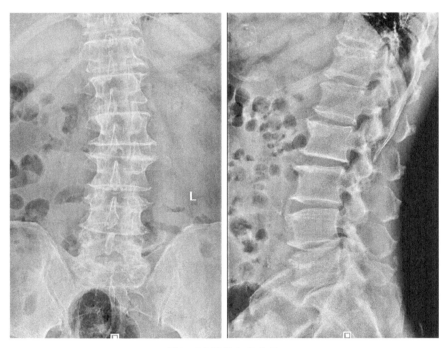

图1 DR腰椎矢状位片

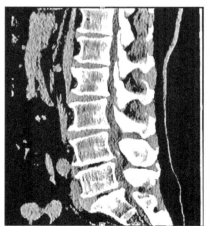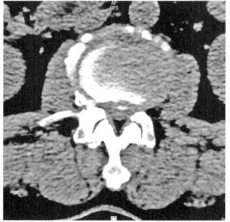

图2 CT腰椎矢状位片与轴位片

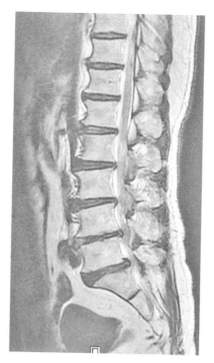

图3 MRI腰椎矢状位片

【问题与思考】

（1）腰椎椎管狭窄症X线、CT及MRI的影像学表现有哪些特点？

（2）腰椎椎管狭窄症的临床表现和诊断要点有哪些？

（3）腰椎椎管狭窄症应与哪些疾病进行鉴别诊断？

（4）腰椎椎管狭窄症的急救处理需要注意什么？

（5）腰椎椎管狭窄症常见的并发症有哪些？

【学习目标】

（1）掌握腰椎椎管狭窄症的X线、CT及MRI影像学表现。

（2）掌握腰椎椎管狭窄症的临床表现、诊断要点及鉴别诊断。

（3）熟悉腰椎椎管狭窄症的并发症。

【Tutor 参考重点】

一、腰椎椎管狭窄症X线、CT及MRI影像学表现

1. X线检查

一般摄胸椎正侧位X线片和腰椎过伸过屈位X线片，整体看腰椎的生理弯曲、前后移位、成角和后凸侧凸畸形程度，椎板、横突、关节突、韧带退变及其增生程度。X线能了解腰椎的整体结构，检查快捷，费用低廉；但常用的平片难以明确显示处于较深部位的病变以及腰椎管狭窄情况。

2. CT检查

在脊柱CT扫描上的主要体现在L4/5椎管狭窄，L4/5两侧关节突关节增生肥大，侧隐窝狭窄，硬膜囊受压，能清楚了解椎管狭窄是否以骨性狭窄为主、椎体椎管矢状径的情况、脊髓受压情况。CT可以横断位、冠状位、矢状位三维扫描，对于腰椎管狭窄前后方增生骨赘及关节突关节增生肥厚内聚进入椎管的诊断很有意义。缺点：①图像空间分辨力不如X线图像高；②观看横断面图要有丰富的断面解剖知识；③病变的密度与正常组织密度相近的病变，平扫易漏诊，须增强扫描。

3. MRI 检查

脊柱 MRI 为三维扫描，在 T1 WI、T2 WI、脂肪抑制序列能清楚显示椎管内软组织的病理损害程度，在观察脊髓神经受压的程度和范围较 CT 优越，降低漏诊率。缺点是：①图像受扫描参数、组织参数多重影响，图像解读难；②信号复杂，部分定性困难；③禁忌证及相对禁忌证多，有心脏起搏器者和体内有各种金属植入物的患者检查时要谨慎。此外，由于 MRI 检查时间较长，幽闭恐惧症的患者应事先准备好相关药物。

总之，DR 检查对腰椎管狭窄症的诊断及治疗方面具有极为重要的价值。CT 检查能清楚地显示椎体、椎骨附件和椎管等结构复杂的解剖关系和骨性压迫情况。MRI 检查具有多平面成像及很高的软组织分辨力，能非常明确地显示脊髓神经受压的程度和部位，是腰椎椎管狭窄症最有效的影像学检查手段，是诊断腰椎椎管狭窄症的首选方法。

二、腰椎椎管狭窄症的临床表现、诊断要点及鉴别诊断

1. 临床表现

患者典型的症状可包括：缓发性、持续性的下腰痛和腿痛，间歇性跛行，腰部过伸行动受限。腰痛在下腰部、骶部，腿痛多为双侧，可左右交替出现，或一侧轻一侧重。疼痛性质为酸痛、刺痛或灼痛。间歇性跛行是本病的特征性症状，即当站立和行走时，出现腰腿痛或麻木无力，跛行逐渐加重，甚至不能继续行走，下蹲休息后缓解，若继续行走其症状又出现，骑自行车时无妨碍。

2. 诊断要点

（1）无外伤史，缓慢发病。

（2）腰腿痛及间歇性跛行为主要症状。

（3）部分患者可有鞍区麻木、大小便失禁或尿急，或排尿困难等症状，下肢不全瘫症状。

（4）腰椎 DR 检查可以了解腰椎管狭窄的初步情况。

（5）腰椎 CT 平扫检查能清楚地显示椎体、椎骨附件和椎管是否骨性狭窄及狭窄程度。

（6）腰椎 MRI 平扫能非常明确地显示腰椎管狭窄部位及狭窄程度，脊髓神经受压情况。

3. 鉴别诊断

（1）与腰部腰椎间盘突出症鉴别。

（2）与腰椎结核鉴别。

（3）与腰椎肿瘤鉴别。

（4）与强直性脊柱炎鉴别。

指导课3

【患者的治疗情况】

医生建议张某行手术治疗,同时予中医内外兼治,理疗。住院后医生予行腰 4/5 半椎板切除椎管减压神经根管扩大手术治疗;术后患者腰腿部疼痛症状缓解,行走活动正常。术后复查腰椎 DR 及 CT 检查提示,腰 4/5 椎管减压良好。术口拆线出院,术后腰痛伴双下肢麻木胀痛症状消失,现已恢复去公园晨练。

【问题与思考】

(1)腰椎椎管狭窄症如何进行中医辨证论治?

(2)腰椎椎管狭窄症手术治疗的适应证是什么?

(3)腰椎椎管狭窄症手术治疗的方法如何选择?

(4)腰椎椎管狭窄症手术治疗的风险有哪些?

(5)腰椎椎管狭窄症的术后康复治疗及预防方法是什么?

【学习目标】

(1)掌握腰椎椎管狭窄症的保守治疗、中医辨证论治方法。

(2)掌握腰椎椎管狭窄症手术治疗的适应证。

(3)熟悉腰椎椎管狭窄症手术治疗的方法。

(4)熟悉腰椎椎管狭窄症的术后康复治疗及预防。

【Tutor 参考重点】

一、腰椎椎管狭窄症的保守治疗、中医辨证论治

以手法治疗为主,配合药物、练功等治疗,必要时行手术治疗。

1. 理筋手法

(1)一般可采用按揉、滚、点压、提拿等手法,配合斜扳法,以舒筋活络、疏散瘀血、松解粘连,使症状得以缓解或消失。手法宜轻柔,禁止用粗暴的旋转手法,以防病情加重。

(2)患者俯卧位,术者从腰骶部沿督脉、膀胱经向下,经臀部、大腿后部、腘窝部至小腿后部上下往返用掌根按揉、滚法;然后点按腰阳关、肾俞、大肠俞、次髎、环跳、承扶、殷门、委中、承山等穴;弹拨、提拿腰骶部两侧的竖脊肌及腿部肌肉。患者仰卧位,术者从大腿前、小腿外侧直至足背上往返用掌揉、滚法;再点按髀关、伏兔、血海、风市、阳陵泉、足三里、绝骨、解溪等穴;弹拨、提拿腿部肌肉。一助手握住患者腋下,另一助手握住患者两踝部,两人对抗牵引,术者两手交叠在一起置于腰骶部按压抖动,一般要求抖动 20 ~ 30 次。

2. 药物治疗

中医认为本病主要是由于肾气亏虚、劳损久伤,或外邪侵袭,以致风寒湿邪瘀积不散所致。肾气亏虚者,治宜补肾益精;偏肾阳虚,治宜温补肾阳,可用右归丸或补肾壮筋汤加减;偏肾阴虚者,治宜滋补肾阴,可用左归丸、大补阴丸。外邪侵袭型,属寒湿腰痛者,治宜祛寒除湿、温经通络,风湿盛者以独活寄生汤为主,寒邪重者以麻桂温经汤为主,湿邪偏重者以加味术附汤为主;属湿热腰痛者治宜清热化湿,以加味二妙汤为主。

3.练功活动

腰腿痛症状减轻后，应积极进行腰背肌的功能锻炼，可采用飞燕点水、五点支撑练功，以增强腰部肌力；练习行走、下坐、蹬空、侧卧外摆等动作，以增强腿部肌力。

二、腰椎椎管狭窄症手术治疗的适应证

手术治疗经保守治疗无明显效果，或典型的严重病例，如疼痛剧烈、下肢肌无力和肌萎缩、行走或站立时间不断缩短，影响日常生活者。

三、腰椎椎管狭窄症手术治疗的方法

手术的目的是扩大椎管，解除神经压迫。常用的手术方法有：①椎板切除、神经根减压；②椎板切除椎管减压椎间植骨融合内固定；③微创手术治疗如椎间盘镜、椎间孔镜手术。以上手术以解除椎管内、神经根管内或椎间孔内神经组织和血管的压迫。

四、腰椎椎管狭窄症手术治疗的风险

（1）术中风险：定位错误、脊髓神经根损伤、硬膜囊损伤、血管脏器损伤。

（2）术后风险：发热反应及感染。

五、腰椎椎管狭窄症术后的康复治疗及预防

（1）急性发作时应卧床休息2～3周。症状严重者可佩戴腰围，以固定腰部，减少后伸活动。

（2）腰部勿受风寒、勿劳累。后期要行腰背肌、腰肌及腰屈曲功能锻炼，以增强腰椎稳定性，改善症状。行手术治疗者，术后卧床休息1～2个月；行植骨融合术者，应待植骨处融合后，再进行腰部功能锻炼，以巩固疗效。

第四章 骨 病

股骨头缺血性坏死

导 言

【概述】

股骨头缺血性坏死是因股骨头的血供中断，引起骨组织及骨髓成分死亡并影响随后的修复，继而导致股骨头结构改变，引起股骨头塌陷及功能障碍的疾病。股骨头缺血性坏死是一个病理演变过程，初始发生在股骨头的负重区，应力作用下坏死骨骨小梁结构发生损伤即显微骨折，以及随后针对损伤骨组织的修复过程。造成骨坏死的原因不消除，修复不完善，损伤—修复的过程继续，导致股骨头结构改变、股骨头塌陷、变形，出现关节炎症，功能障碍。本病可分为创伤性和非创伤性两大类，前者主要是由股骨颈骨折、髋关节脱位等髋部外伤引起，后者主要原因为皮质类固醇的应用及酗酒等。非创伤性股骨头坏死以青中年多见，男多于女，是骨科常见病之一。

本案例从一个以髋关节疼痛为主诉的患者切入，通过模拟临床医生收治患者的全过程，引导学生学会询问病史，进行全面的体格检查和必要的辅助检查，并以此为基础指导学生联系解剖、病理、诊断、药理、中医骨伤科学等学科，从多个角度及层面对病情进行综合分析，最终帮助学生建立系统规范的临证诊治思路。

【病例摘要】

患者李某，女，45岁，自由职业，平时无特殊爱好，身体健康，无外伤史。近3年来自觉双髋关节酸胀不适，右髋明显，时轻时重，行走多时右髋疼痛，并逐渐加重，坐下休息后缓解。李某曾用药酒外擦、服用中药治疗等，自觉效果不明显，而且症状越来越重，现在右髋疼痛明显，行走困难，遂到骨科就诊。

既往史：否认手术史；否认食物及药物过敏史；否认有家族性传染病史及遗传病史。

体格检查：神清，精神不佳，右髋关节疼痛，以右腹股沟中点、股外侧肌、大粗隆处压痛为主，无下肢放射痛，跛行，"4"字试验阳性，托马斯征阳性，艾利斯征阳性，直推抬高试验阴性，骨盆挤压分离试验阴性，右髋关节功能活动明显受限，外展35°、内收15°、外旋35°、内旋15°、屈曲90°、后伸5°，右下肢肌力肌张力正常，远端血运、感觉、活动正常。左髋活动尚可，无明显受限。舌质暗淡，苔白，脉细。

辅助检查：① DR双髋正位片、蛙位片提示：右侧股骨头缺血性坏死（Ⅳ期），左股骨头密度不均匀。②髋关节CT平扫提示：右侧股骨头缺血性坏死（Ⅳ期），左侧股骨头缺血性坏死（Ⅱ期）。③ MRI髋关节平扫提示：右侧股骨头缺血性坏死（Ⅳ期），左侧股骨头缺血性坏死（Ⅱ期）。④血常规、生化等实验室检查未见异常。

入院诊断：中医诊断为骨蚀，肾虚血瘀证；西医诊断为右侧股骨头缺血性坏死（Ⅳ期），左侧股骨头缺血性坏死（Ⅱ期）。

治疗经过：住院后医生予李某行右全髋关节置换术，术后即开始在床上行功能锻炼，1 周后开始扶拐下地行走，DR 及 CT 检查提示右髋人工关节位置好。术口拆线出院，行走活动好。1 个月后右髋部疼痛消失，右髋关节各项功能活动基本恢复正常。

【教学目标】

掌握：（1）髋关节疼痛的四诊技能。（2）股骨头缺血性坏死的临床表现、诊断与鉴别诊断。（3）股骨头缺血性坏死的中西医治疗方法。

熟悉：（1）股骨头缺血性坏死的发病机制。（2）髋关节功能锻炼的方法。

了解：以患者为中心的人文关怀。

【教学内容】

基础医学：（1）股骨头缺血性坏死的病因及发病机制。（2）股骨头的生物力学及局部解剖结构。

临床医学：（1）髋关节疼痛的问诊内容。（2）股骨头缺血性坏死的体格检查。（3）股骨头缺血性坏死的诊断与鉴别诊断。（4）X 线、CT 及 MRI 检查在股骨头缺血性坏死诊断中的作用。（5）股骨头缺血性坏死的临床表现、诊断标准及鉴别诊断。（6）股骨头缺血性坏死不同治疗方案的适应证。（7）股骨头缺血性坏死保守治疗的方法。（8）股骨头缺血性坏死手术方式的选择。

医学人文：（1）股骨头缺血坏死的流行病学。（2）股骨头缺血性坏死的预防及预后。

【教学重点及难点】

重点：（1）股骨头缺血性坏死的病因病机及辨证要点。（2）股骨头缺血性坏死的临床诊断与治疗。

难点：（1）股骨头缺血性坏死的体格检查。（2）股骨头缺血性坏死的鉴别诊断。

解决方法：通过 PBL 教学课程，引导学生围绕病例提出问题、建立假设、收集资料、论证和修正假设、归纳总结等，提高学习能力，更好地理解、掌握学习内容。

【教学课时】

共 9 学时。

第一次指导课 3 学时，引出股骨头缺血性坏死病案，通过模拟临床问诊及模拟体格检查，提出诊断思路。

第二次指导课 3 学时，给出患者检查结果，进行鉴别诊断，明确诊断与推出治疗方案。

第三次指导课 3 学时，根据患者的临床表现，学习股骨头缺血性坏死的中医辨证及手术方案的选择。

以上各次指导课中学生自由讨论 90 min，学生分析总结 20 min，教师点评总结 10 min。

【教学建议】

（1）人数：参加学生以 6 ~ 8 人为宜。

（2）担任角色：小组长与记录员相对固定。

（3）学习时间分配：重点内容讨论时间约占 80 %，其余内容讨论时间约占 15 %，教师总结与点评时间约占 5 %。

（4）学习方式：课前准备、沟通协调、查找资料、参与讨论、积极表达、组织材料、总结概括、提出解决困难的对策、自我评估、改进提高。

（5）Tutor：准备病例、引导学生、点评讨论、改进教案。

（6）学生学习小结与自我评估：讨论结束后一周内每人交一篇小组讨论记录和自我评估，由小组长收齐送交指导老师。主要内容包括：讨论内容概要，参加讨论的感想、贡献，自己在组织材料和讨论中的优缺点，参与讨论时遇到的困难（知识面、技术面、情绪面等），今后可能采取的对策；也可评价讨论小组的整体水平、其他队员的参与度，如参与讨论的积极性、聆听态度、沟通协调、课前准备、表达能力等，作为成绩的参考及将来改进教案的参考。

指导课1

【患者的就诊情况】

患者李某，女，45岁，自由职业，平时无特殊爱好，身体健康，无外伤史。近3年来自觉双髋关节酸胀不适，右髋明显，时轻时重，行走多时右髋疼痛，并逐渐加重，坐下休息后缓解。李某曾用药酒外擦、服用中药治疗等，自觉效果不明显，而且症状越来越重，现在右髋疼痛明显，行走困难，遂到骨科就诊。否认手术史及输血史；否认食物及药物过敏史；否认有家族性传染病史及遗传病史。

体格检查：神清，精神不佳，右髋关节疼痛，以右腹股沟中点、股外侧肌、大粗隆处压痛为主，无下肢放射痛，跛行，"4"字试验阳性，托马斯征阳性，艾利斯征阳性，直推抬高试验阴性，骨盆挤压分离试验阴性，右髋关节功能活动明显受限，外展35°、内收15°、外旋35°、内旋15°、屈曲90°、后伸5°，右下肢肌力肌张力正常，远端血运、感觉、活动正常。左髋活动尚可，无明显受限。舌质暗淡，苔白，脉细。

【问题与思考】

（1）如何对股骨头缺血性坏死患者进行问诊？
（2）如何对股骨头缺血性坏死患者进行体格检查？
（3）股骨头缺血性坏死有哪些并发症？
（4）股骨头缺血性坏死的初步诊断应考虑什么？应与哪些疾病相鉴别？

【学习目标】

（1）掌握股骨头缺血性坏死患者四诊资料的收集。
（2）掌握股骨头缺血性坏死相关的体格检查及其并发症。
（3）掌握股骨头缺血性坏死与其他疾病的鉴别。
（4）熟悉股骨头缺血性坏死的流行病学。

【Tutor 参考重点】

一、股骨头缺血性坏死患者的问诊内容

（1）起病缓急，有无诱因，疼痛的部位、程度、性质、持续或阵发，有无规律。
（2）白天或夜间是否痛甚，活动后是否加重或缓解，休息后是否减轻。
（3）有无伴随症状或全身症状，如发热、乏力、消瘦、皮疹和晨僵等。
（4）有无其他关节肿痛、变形和功能障碍。
（5）既往有无类似情况发生，做过的检查和治疗情况。
（6）家族中有无类似疾病患者等。

二、股骨头缺血性坏死相关的体格检查

（1）疼痛：以腹股沟中点、股直肌起点、内收肌起点、大腿外侧、大粗隆疼痛为主，患肢较健侧短缩。
（2）"4"字试验：患者仰卧，一侧下肢伸直，另一侧下肢以"4"字形状放在伸直下肢近膝关节处，并一手按住膝关节，另一手按压对侧髂嵴上，两手同时下压，下压时骶髂关节出现痛者，且曲侧膝关节

不能触及床面为阳性。"4"字试验阳性表明可能是由以下疾病引起：骶髂关节病变、腰椎间盘突出症、股骨头坏死、强直性脊柱炎、膝关节疾病等，当然骨髓炎、股骨结核等其他疾病也会引起阳性反应。如果需明确诊断，则要 X 线、CT 及其他实验室检查。

（3）托马斯征：患者取仰卧位，双手抱一侧膝关节，并尽力屈曲髋、膝关节，使大腿贴近腹壁，腰部贴于床面。再让患者伸直另一侧下肢。若患者不能将患侧下肢伸直平放于床面，即为阳性。提示存在髋关节挛缩畸形。患侧下肢大腿与床面所成的角度即为髋关节屈曲畸形的角度。

（4）艾利斯征：患者仰卧，双髋双膝关节均屈曲，使足底平置床面，两足平齐，检查者观察膝顶部的高度，若患侧偏低，即为阳性。本征主要见于髋关节脱位，股骨头坏死，亦可见于股骨颈骨折。

三、股骨头缺血性坏死的并发症

（1）发育性髋关节发育不良症。

（2）强直性脊柱炎。

（3）髋关节骨关节炎。

四、股骨头缺血坏死与其他疾病的鉴别（见表 1）

表1 股骨头缺血性坏死与其他疾病的鉴别

疾病可能	好发生年龄	发生部位	结构改变	压痛部位	合并全身症状
股骨头缺血性坏死	30～50岁	髋部	股骨头塌陷，出现髋关节炎表现	髋部	否
发育性髋关节发育不良症	20～40岁	髋部	股骨头无塌陷，出现髋关节炎表现	髋部	否
强直性脊柱炎	16～25岁	脊柱、骶髂关节、髋部、膝部等	股骨头无塌陷，出现多个小关节融合表现	脊柱、骶髂关节、髋部、膝部	是
髋关节骨关节炎	大于50岁	髋部	股骨头无塌陷，出现髋关节炎表现	髋部	否

指导课2

【患者的辅助检查情况】

DR 双髋关节正位片、蛙位片显示：右股骨头外上部变扁、塌陷，髋关节间隙变窄，骨质结构模糊，密度不均，股骨头有骨质硬化、囊性变；左股骨头密度不均；提示右侧股骨头缺血性坏死（Ⅳ期）。髋关节 CT 平扫显示：右股骨头明显变扁、塌陷，关节面下面密度不均匀，有硬化灶；左股骨头形态尚好、关节面下骨质密度不均匀；提示右侧股骨头缺血性坏死（Ⅳ期），左侧股骨头缺血性坏死（Ⅱ期）。MRI 髋关节平扫显示：右股骨头变扁，上缘局部塌陷，T1 W1 呈低信号，T2 W1 呈高低混合信号，股骨头的 T2 加权像有双线征；左股骨头形态尚好，股骨头内见片状异常信号灶；提示右侧股骨头缺血性坏死（Ⅳ期），左侧股骨头缺血性坏死（Ⅱ期）。其他血常规及生化等实验室检查未见异常。

【问题与思考】

（1）X 线、CT 及 MRI 检查在股骨头缺血性坏死诊断及治疗中的作用是什么？
（2）股骨头缺血性坏死的病因病机是什么？
（3）股骨头缺血性坏死的临床表现、诊断要点有哪些？鉴别诊断要点有哪些？
（4）股骨头缺血性坏死分期有哪些？

【学习目标】

（1）掌握 X 线、CT 及 MRI 检查在股骨头缺血性坏死诊断及治疗中的作用。
（2）掌握股骨头缺血性坏死的病因病机。
（3）掌握股骨头缺血性坏死的临床表现、诊断及鉴别诊断。
（4）熟悉股骨头缺血性坏死的分期。

【Tutor 参考重点】

一、X 线、CT 及 MRI 检查在股骨头缺血性坏死诊断及治疗中的作用

1. X 线检查

X 线片对早期股骨头坏死（0 期、Ⅰ期）诊断困难；Ⅱ期以上的病变可显示阳性改变，如双线征、囊性变、斑点状硬化带；Ⅲ期以上可见到股骨头塌陷、变扁甚至出现"蘑菇头"样改变、软骨下骨折等。一般推荐拍 DR 双髋关节正位片和蛙位片。

2. CT 检查

CT 检查对早期股骨头坏死的诊断意义不大，但与其他影像相比，其主要优点在于能够准确地显示软骨下骨骨折或早期股骨头塌陷。CT 适用于 MRI 已经作出诊断，但是怀疑有软骨下骨骨折或股骨头早期塌陷，并且普通 X 线片显示不清的病例。

3. MRI 检查

MRI 能够很好地评估髋关节软骨、股骨头病变范围、滑膜及周围组织的关系。除此之外，由于 MRI 较易获得髋关节的整体图像，因此对于病变诊断不明确的髋关节疼痛患者，往往首先让其进行 MRI 检查，便于降低漏诊率。MRI 检查是目前对早期股骨头坏死最准确、最敏感的影像学检查方法，准确率达 96% ～ 99%。在股骨头坏死早期即出现骨髓改变时 MRI 就能够出现相应的变化，核磁检查股骨头坏死的

特征性改变是 T1 W1 股骨头负重区出现"带状影"，T2 W2 加权像股骨头负重区出现"双线征"。当普通 X 线片检查不能诊断时应该做 MRI 检查。MRI 主要的缺点是带有心脏起搏器者和体内有各种金属植入物的患者检查时要谨慎，此外由于 MRI 检查时间较长，幽闭恐惧症的患者应事先准备好相关药物。

二、股骨头缺血性坏死的病因病机及发病率

1. 病因病机

股骨头缺血性坏死的病因病机目前尚未完全明确，主要分为创伤性股骨头坏死、非创伤性股骨头坏死、特发性股骨头坏死。

（1）非创伤性股骨头坏死：①激素性股骨头坏死主要由于服用大量糖皮质激素所致；②酒精性股骨头坏死主要原因是大量饮酒且饮酒史相对较长。

（2）创伤性股骨头坏死：即髋关节遭受巨大暴力伤害，如股骨颈骨折、股骨粗隆间骨折等，引起股骨头缺血所致。

（3）特发性股骨头坏死：不明原因发病，既不属于创伤性股骨头坏死也不属于非创伤性股骨头坏死。

2. 流行病学研究

（1）股骨头缺血性坏死好发于中青年，男性多于女性。

（2）大部分患者均在出现髋关节疼痛的同时，逐渐地丧失关节活动及行走功能，从而丧失劳动与生活能力，导致终身残疾，半数以上患者累及双侧关节，致残率极高。在未进行有效干预的情况下，1～4 年内患者病情会出现进行性加重，正常负重即可使股骨头塌陷变形，致关节疼痛、功能障碍，严重影响患者生活质量，最终丧失劳动力。

（3）以激素性股骨头坏死居多，其次为酒精性股骨头坏死、特发性股骨头坏死、创伤性股骨头坏死。

三、股骨头缺血性坏死的临床表现、诊断标准及鉴别诊断

1. 临床表现

以腹股沟中点、股直肌起点、内收肌起点、大腿外侧、大粗隆疼痛为主，患肢短缩，"4"字试验阳性，托马斯征阳性，艾利斯征阳性，髋关节内旋活动受限，有髋部外伤史或糖皮质激素应用史、酗酒史。

2. 诊断标准

（1）主要标准。

①X 线片：股骨头塌陷，不伴关节间隙变窄；股骨头内有分界的硬化带；软骨下骨有透 X 线带（新月征，软骨下骨骨折）。

②核素扫描：示股骨头内热区中有冷区，即股骨头中心放射性减低，周边放射性增多，呈"炸面圈"样变化。

③股骨头 MRI：T1 加权相呈带状低信号（带状类型）或 T2 加权相有双线征。

（2）次要标准。

①X 线片：股骨头塌陷伴关节间隙变窄，股骨头内有囊性改变或斑点状硬化，股骨头外上部变扁。

②CT：股骨头内横断面正常可见的"星芒征"消失。

③ECT：核素骨扫描示冷区或热区。

④MRI：等质或异质低信号强度而无 T1 相的带状类型。

符合 2 条或 2 条以上主要标准可确诊。符合 1 条主要标准且次要标准阳性数 ≥ 4（至少包括一种 X 线片阳性改变），则为可能诊断。

3. 股骨头缺血性坏死的鉴别诊断

（1）发育性髋关节发育不良症：CE 角小于 30°，Shenton 氏现连续性中断，股骨头包裹不全，髋臼线在股骨头外上部，关节间隙变窄、消失、骨硬化、囊变，髋臼对应区出现类似改变，与 ONFH 容易鉴别。

（2）强直性脊柱炎：常见于青少年男性，多为双侧骶髂关节受累，其特点为 HLA-B27 阳性，股骨头保持圆形，但关节间隙变窄、消失甚至融合，故不难鉴别。部分患者长期应用皮质类固醇可合并股骨

头坏死，股骨头可出现塌陷，但往往不严重。

（3）髋关节骨关节炎：当关节间隙轻度变窄，出现软骨下囊性改变时可能会混淆，但股骨头坏死CT表现为硬化并有囊变，MRI改变以低信号为主，可据此鉴别。

四、股骨头缺血性坏死的分期

1. ARCO 分期（见表1）

表1 股骨头坏死ARCO分期（2019）

分期	具体内容
0期	骨活检结果符合股骨头坏死，但其他所有检查均正常
Ⅰ期	放射性核素骨扫描阳性和/或MRI阴性 按股骨头受累比例分为内侧（A）、中间（B）、外侧（C）3个亚型 按定量分A：股骨头受累区＜15％ 　　　　　B：股骨头受累区15％～30％ 　　　　　C：股骨头受累区＞30％
Ⅱ期	与Ficat Ⅱ期基本相同，无股骨头塌陷 按股骨头受累比例分为内侧（A）、中间（B）、外侧（C）3个亚型 按定量分A：股骨头受累区＜15％ 　　　　　B：股骨头受累区15％～30％ 　　　　　C：股骨头受累区＞30％
Ⅲ期	与Ficat Ⅱ期相同，有新月征或股骨头塌陷 按股骨头受累比例分为内侧（A）、中间（B）、外侧（C）3个亚型 按定量分A：新月征＜15％或股骨头塌陷＜2 mm 　　　　　B：新月征15％～30％或股骨头塌陷2～4 mm 　　　　　C：新月征＞30％或股骨头塌陷＞4 mm
Ⅳ期	股骨头关节面变扁，关节间隙变窄，髋臼出现硬化、囊性变及边缘骨赘

2. Ficat 分期（见表2）

表2 股骨头坏死Ficat分期

分期	具体内容
0期	无疼痛，平片正常，骨扫描与磁共振出现异常
Ⅰ期	有疼痛，平片正常，骨扫描与磁共振出现异常
Ⅱ期	有疼痛，平片见到囊性改变和/或硬化，骨扫描与磁共振出现异常，没有出现软骨下骨折
Ⅲ期	有疼痛，平片见股骨头塌陷，骨扫描与磁共振出现异常，见到新月征和/或软骨下骨台阶样塌陷
Ⅳ期	有疼痛，平片见髋臼病变，出现关节间隙狭窄和骨关节炎，骨扫描与磁共振出现异常

3. Steinberg 分期（见表 3）

表3　股骨头坏死Steinberg分期

分期	具体内容
0期	X 线片、放射性核素骨扫描、MRI 均正常
Ⅰ期	X 线片正常、放射性核素骨扫描和 / 或 MRI 异常 　　A：轻度（股骨头受累＜ 15 ％） 　　B：中度（股骨头受累 15 ％ ~ 30 ％） 　　C：重度（股骨头受累＞ 30 ％）
Ⅱ期	X 线片显示骨坏死的异常表现（如股骨头内的囊性变或硬化） 　　A：轻度（股骨头受累＜ 15 ％） 　　B：中度（股骨头受累 15 ％ ~ 30 ％） 　　C：重度（股骨头受累＞ 30 ％）
Ⅲ期	X 线片显示软骨下骨塌陷（新月征），但无股骨头塌陷 　　A：轻度（新月形骨折的长度＜ 15 ％） 　　B：中度（新月形骨折的长度 15 ％ ~ 30 ％） 　　C：重度（新月形骨折的长度＞ 30 ％）
Ⅳ期	X 线片显示股骨头扁平 　　A：轻度（表面塌陷范围＜ 15 ％，凹陷＜ 2 mm） 　　B：中度（表面塌陷范围 15 ％ ~ 30 ％，凹陷＜ 2 ~ 4 mm） 　　C：重度（表面塌陷范围＞ 30 ％，凹陷＞ 4 mm）
Ⅴ期	X 线片显示关节间隙变窄和 / 或髋臼软骨发生改变 　　A：轻度（表面塌陷范围＜ 15 ％，凹陷＜ 2 mm） 　　B：中度（表面塌陷范围 15 ％ ~ 30 ％，凹陷＜ 2 ~ 4 mm） 　　C：重度（表面塌陷范围＞ 30 ％，凹陷＞ 4 mm）
Ⅵ期	晚期退行性病变，股骨头和髋关节的退变进一步加重，逐步发展为关节间隙的消失和关节面的显著变形

注：Steinberg，宾夕法尼亚大学。

指导课3

【患者的治疗情况】

李某入院后行右全髋关节置换术，术后即开始在床上行功能锻炼，1周后开始扶拐下地行走，1个月后疼痛消失，右髋关节各项功能活动基本恢复正常。左髋关节临床症状不明显，暂予以观察随诊。

【问题与思考】

（1）股骨头缺血性坏死保守治疗的适应证有哪些？
（2）股骨头缺血性坏死中西医保守治疗的方法有哪些？
（3）股骨头缺血性坏死手术治疗的适应证有哪些？
（4）股骨头缺血性坏死手术治疗的方法有哪些？
（5）股骨头缺血性坏死手术治疗的风险有哪些，如何选择麻醉方式？
（6）股骨头缺血性坏死的术后康复治疗及预防方法有哪些？

【学习目标】

（1）熟悉股骨头缺血性坏死保守治疗的适应证。
（2）熟悉股骨头缺血性坏死中西医保守治疗的方法。
（3）掌握股骨头缺血性坏死手术治疗的适应证。
（4）掌握股骨头缺血性坏死手术治疗的方法。
（5）熟悉股骨头缺血性坏死手术治疗的风险及麻醉方式的选择。
（6）熟悉股骨头缺血性坏死的术后康复治疗及预防。

【Tutor 参考重点】

一、股骨头缺血性坏死保守治疗的适应证

（1）患者属于 ARCO 分期 I 期、II 期病理改变，股骨头尚未出现塌陷。
（2）患者属于 ARCO 分期 III 期改变但尚未达到 IV 期，且患者强烈要求保守治疗，拒绝手术治疗。
（3）患者年纪较大，不同意手术治疗。

二、股骨头缺血性坏死中西医保守治疗的方法

（1）休息：卧床、避免负重。
（2）中医外治、针灸、推拿及理疗。
（3）西药抗凝、纤溶、扩张血管等。
（4）中药辨证施治：早期活血化瘀，中期活血化瘀祛痰，晚期活血化瘀补肾。
（5）髋关节功能锻炼：外展、外旋、内收、内旋、屈曲、后伸。

三、股骨头缺血性坏死手术治疗的适应证

（1）患者单纯药物治疗未见明显好转且疼痛加重，或坚持保守治疗后股骨头塌陷程度加深。
（2）患者股骨头已经开始出现塌陷，即达到 ARCO 分期 III 期以上。

（3）患者采用保髋手术治疗后进一步坏死塌陷，即达到 ARCO 分期Ⅳ期，采用人工髋关节置换手术。

四、股骨头缺血性坏死手术治疗的方法

（1）微创死骨清除、打压植骨、腓骨或钽棒支撑术。
（2）S-P 入路、关节囊切开、头颈开窗、打压植骨术。
（3）髋关节外科脱位、头颈开窗、打压植骨术。
（4）人工髋关节置换。

五、股骨头缺血性坏死手术治疗的风险及麻醉的选择

（1）术中风险：血管或神经根损伤，深静脉血栓形成，出现心梗、脑梗、肺梗。
（2）术后风险：假体放置失败、假体力线不佳、发热反应及感染、假体松动等。
（3）麻醉：全身麻醉、硬膜外神经阻滞麻醉、局部麻醉、复合麻醉等。

六、股骨头缺血性坏死的术后康复治疗及预防

（1）观察伤口情况。
（2）术后卧床休息 1 周，术后第 2 天或疼痛减轻后在床上行股四头肌等长收缩、髋关节屈伸功能锻炼，以维持股四头肌的肌力，防止肌肉萎缩。
（3）如行保髋手术，术后 6 个月扶拐、患肢不负重行走。如行关节置换术者，术后当天患肢可下地负重行走。
（4）坚持服用中药，出院后每 2 个月门诊复查 1 次，1 年后每半年复查 1 次。

骨质化脓性关节炎

导 言

【概述】

化脓性关节炎为关节内化脓性感染，好发于髋关节、膝关节。原发化脓性病灶表现可轻可重，甚至全无。一般都有外伤诱发病史，起病急骤，有寒战高热等症状，体温可达39℃以上，甚至出现谵妄与昏迷，以小儿多见。病变关节迅速出现疼痛与功能障碍，患者因剧痛往往拒绝做任何体格检查。因为关节囊坚厚结实，脓液难以穿透，一旦穿透至软组织内，则蜂窝织炎表现严重，深部脓肿穿破皮肤后会成为瘘管，此时全身与局部的炎症表现会迅速缓解，病变转入慢性阶段。

本案例从一个以右膝肿胀疼痛为主诉的患者切入，通过模拟临床医生收治患者的全过程，引导学生学会询问病史，进行全面的体格检查和必要的辅助检查，并以此为基础指导学生联系解剖、病理、诊断、药理、中医骨伤科学等学科，从多个角度及层面对病情进行综合分析，最终帮助学生建立系统规范的临证诊治思路。

【病例摘要】

患者韦某，女，50岁。1周前摔伤后出现右膝关节肿胀疼痛，曾于门诊行关节穿刺治疗（具体不详），后出现关节肿胀疼痛加重，逐渐不能活动，晨起加重。因1天前症状明显加重，发热，最高体温39℃，右膝关节不能活动而入院。病程中无盗汗、乏力、消瘦、咳嗽咳痰等不适。韦某既往有高血压病史20年，无风湿病史及结缔组织病史；否认手术史及输血史；否认食物及药物过敏史。

体格检查：右膝关节皮肤潮红，肤温升高，肿胀明显，关节呈半屈曲位，活动受限，膝关节研磨试验、浮髌试验阳性。舌质红，苔黄腻，脉浮滑。

辅助检查：关节穿刺抽出脓液，抽出液常规显示咖啡色，乳糜状，未见凝块，细胞总数 3090×10^9，白细胞计数 2390×10^6，单核细胞10%，多核细胞90%。血常规：WBC 13.3×10^9，N85.2%，HGB111 g/L，C反应蛋白48，血沉40，类风湿因子、抗链"O"正常。右膝正侧位X线提示：右膝关节肿胀明显。

入院诊断：中医诊断为右膝无头疽，瘀血化热证；西医诊断为右膝化脓性关节炎。

治疗经过：入院后给予抗感染，关节切开引流、持续性冲洗、中医活血散瘀、清热解毒等治疗后，患者症状好转出院。

【教学目标】

掌握：（1）化脓性关节炎的四诊技能。（2）化脓性关节炎的临床表现、诊断与鉴别诊断。（3）化脓性关节炎的中西医治疗方法。

熟悉：（1）化脓性关节炎的发病机制。（2）化脓性关节炎的调护方法。

了解：以患者为中心的人文关怀。

【教学内容】

基础医学：（1）化脓性关节炎的病因及发病机制。（2）化脓性关节炎的诊断依据。

临床医学：（1）化脓性关节炎的问诊内容。（2）化脓性关节炎的临床表现、诊断标准及鉴别诊断。（3）化脓性关节炎手术方式的选择。

医学人文：（1）化脓性关节炎的流行病学。（2）化脓性关节炎的预防及预后。

【教学重点及难点】

重点：化脓性关节炎的临床诊断与治疗。

难点：（1）化脓性关节炎的诊断标准及鉴别诊断。（2）化脓性关节炎手术方案的选择。

解决方法：通过 PBL 教学课程，引导学生围绕病例提出问题、建立假设、收集资料、论证和修正假设、归纳总结等，提高学习能力，更好地理解、掌握学习内容。

【教学课时】

共 9 学时。

第一次指导课 3 学时，引出化脓性关节炎病案，通过模拟临床问诊及模拟体格检查，提出诊断思路。

第二次指导课 3 学时，给出患者检查结果，明确诊断与治疗方法。

第三次指导课 3 学时，根据患者的临床表现，学习化脓性关节炎的中医辨证及手术方案的选择。

以上各次指导课中学生自由讨论 90 min，学生分析总结 20 min，教师点评总结 10 min。

【教学建议】

（1）人数：参加学生以 6～8 人为宜。

（2）担任角色：小组长与记录员相对固定。

（3）学习时间分配：重点内容讨论时间约占 80 %，其余内容讨论时间约占 15 %，教师总结与点评时间约占 5 %。

（4）学习方式：课前准备、沟通协调、查找资料、参与讨论、积极表达、组织材料、总结概括、提出解决困难的对策、自我评估、改进提高。

（5）Tutor：准备病例、引导学生、点评讨论、改进教案。

（6）学生学习小结与自我评估：讨论结束后一周内每人交一篇小组讨论记录和自我评估，由小组长收齐送交指导老师。主要内容包括：讨论内容概要，参加讨论的感想、贡献，自己在组织材料和讨论中的优缺点，参与讨论时遇到的困难（知识面、技术面、情绪面等），今后可能采取的对策；也可评价讨论小组的整体水平、其他队员的参与度，如参与讨论的积极性、聆听态度、沟通协调、课前准备、表达能力等，作为成绩的参考及将来改进教案的参考。

指导课1

【患者的就诊情况】

患者韦某，女，50岁。1周前摔伤后出现右膝关节肿胀疼痛，曾于门诊行关节穿刺治疗（具体不详），后出现关节肿胀疼痛加重，逐渐不能活动，晨起加重。因1天前症状明显加重，发热，最高体温39℃，右膝关节不能活动而入院。病程中无盗汗、乏力、消瘦、咳嗽咳痰等不适。韦某既往有高血压病史20年，否认风湿病史及结缔组织病史；否认手术史及输血史；否认食物及药物过敏史。

体格检查：心肺腹查体阴性，右膝关节皮肤潮红，肤温升高，肿胀明显，关节呈半屈曲位，活动受限，膝关节研磨试验、浮髌试验阳性。

【问题与思考】

（1）膝关节疼痛患者的问诊内容有哪些？
（2）膝关节肿痛与发热是否有关系？
（3）该病的初步诊断应考虑什么？应与哪些疾病相鉴别？
（4）需要做哪些辅助检查以明确诊断？

【学习目标】

（1）掌握膝关节疼痛患者四诊资料的收集。
（2）掌握发热与常见疾病的关系。
（3）掌握化脓性关节炎的鉴别诊断。

【Tutor 参考重点】

一、膝关节疼痛患者的问诊内容

（1）起病缓急，有无诱因，疼痛的部位、程度、性质、持续时间，有无规律。
（2）白天或夜间是否痛甚，活动后是否加重或缓解，休息后是否减轻。
（3）有无伴随症状或全身症状，如发热、乏力、消瘦、皮疹和晨僵等。
（4）有无其他关节肿痛、变形和功能障碍。
（5）既往有无类似情况发生，做过的检查和治疗情况。
（6）家族中有无类似疾病患者。

二、发热的类型

不同类型的发热，对疾病的判断与预后有一定的关系。发热类型与常见疾病之间的关系见表1。

表1　发热类型与常见疾病之间的关系

发热类型	疾病
急性发热	多见于上呼吸道感染、咽炎、肺炎、皮肤和软组织的感染，腹腔感染等

续表

发热类型		疾病
原因不明发热	感染性疾病	感染性心内膜炎、胆道感染、结核病、慢性尿路感染、伤寒和副伤寒、败血症、腹腔内感染或其他部位脓肿、获得性免疫缺陷综合征及其他感染如EB病毒感染、真菌感染、L型细菌感染、衣原体、螺旋体、立克次体感染等
	肿瘤	肺恶性肿瘤、淋巴瘤、噬血细胞综合征、肝肿瘤及其他实体性肿瘤
	结缔组织病	系统性红斑狼疮（SLE）、成人斯蒂尔病、系统性血管炎、类风湿关节炎、药物热、亚急性甲状腺炎、混合性结缔组织病（MCTD）
长期低热	其他	肉芽肿性疾病、伪装热、家族性地中海热及周期热
	感染性疾病	结核病、慢性尿路感染、慢性病灶感染、布鲁菌病、获得性免疫缺陷综合征、巨细胞病毒感染
	非感染性疾病	结缔组织疾病如非典型的风湿病，内分泌腺疾病如甲状腺功能亢进、间脑综合征

三、化脓性关节炎与其他疾病的鉴别诊断（见表2）

表2　化脓性关节炎与其他疾病的鉴别

疾病	起病	发热	关节发病数	好发部位	局部症状和体征	周围血象	血沉	X线表现	穿刺液检查
化脓性关节炎	急骤	高	单发多，很少3个以上	髋、膝	急性炎症明显	高	高	早期无变化	清→混→脓，多量脓性细胞，可找到阳性球菌
关节结核	缓慢	低热	单发多	膝、髋	急性炎症不明显	正常	高	早期无变化	清→混，可找到抗酸杆菌
风湿性关节炎	急	高	多发性、对称性	全身大关节	有急性炎症，伴有心脏病	高	高	无变化	清，少量白细胞
类风湿性关节炎	一般不急	偶有高热	游走性、多发性、对称性	全身大小关节	有急性炎症，伴小关节病变	可增高	高	早期无变化	清→草绿色，浑浊，中等量白细胞，类分湿性因子阳性
创伤性关节炎	缓慢	无	单发性	膝髋踝	无炎症表现	不高	正常	关节间隙窄，骨硬化	清，少量白细胞
痛风	急，夜间发作	可有中低热	多发，1~2个	一般踇趾、跖趾关节	红肿明显	高，血尿酸增高	增高	早期无变化	清→混，内有尿酸盐结晶

指导课2

【患者的辅助检查情况】

右膝正侧位 X 线显示：右膝关节关节间隙正常，髌骨上缘、胫骨前缘见骨质增生，右膝关节软组织明显肿胀，提示右膝关节退行性改变，右膝关节软组织肿胀。关节穿刺抽出脓液，抽出液常规显示：咖啡色，乳糜状，未见凝块，细胞总数 3090×10^9，白细胞计数 2390×10^6，单核细胞 10 %，多核细胞 90 %。血常规：WBC13.3×10^9，N85.2 %，HGB111 g/L，C 反应蛋白 48，血沉 40，类风湿因子、抗链 "O" 正常。

【问题与思考】

（1）化脓性关节炎有什么特点？
（2）化脓性关节炎的西医治疗方案是什么？
（3）化脓性关节炎的手术治疗方法有哪些？

【学习目标】

（1）掌握化脓性关节的发病特点及分期。
（2）掌握化脓性关节炎的常规诊疗方案。
（3）熟悉化脓性关节炎的手术治疗方法。

【Tutor 参考重点】

一、化脓性关节炎的发病特点及分期

1. 发病特点

化脓性关节炎起病急骤，有寒战高热等症状，体温可达 39℃ 以上，甚至出现谵妄与昏迷，小儿多见。病变关节迅速出现疼痛与功能障碍，浅表的关节，如膝、肘关节，局部红、肿、热、痛明显，关节常处于半屈曲位，这样使关节腔内的容量最大，而关节囊可以较松弛以减少疼痛；深部的关节，如髋关节，因有厚实的肌肉，局部红、肿、热均不明显，关节往往处于屈曲、外旋、外展位。患者因剧痛往往拒绝做任何体格检查。关节腔内积液在膝部最为明显，可见髌上囊明显隆起，浮髌试验可为阳性，张力高时使髌上囊甚为坚实，因疼痛与张力过高有时难以做浮髌试验。因为关节囊坚厚结实，脓液难以穿透，一旦穿透至软组织内，则蜂窝织炎表现严重，深部脓肿穿破皮肤后会成为瘘管，此时全身与局部的炎症表现都会迅速缓解，病变转入慢性阶段。

2. 分期

化脓性关节炎的病变发展过程可以分成三个阶段，这三个阶段有时演变缓慢，有时发展迅速而难以区分。

（1）浆液性渗出期：细菌进入关节腔后，滑膜明显充血、水肿，有白细胞浸润和浆液性渗出物。渗出物中含多量白细胞，关节软骨没有破坏，若治疗及时，渗出物可以完全被吸收而不会遗留任何关节功能障碍。本期病理改变为可逆性。

（2）浆液纤维素性渗出期：病变继续发展，渗出物变为混浊，数量增多，细胞亦增加。滑膜炎症因滑液中出现了酶类物质而加重，使血管的通透性明显增加。多量的纤维蛋白出现在关节液中。纤维蛋白沉积在关节软骨上可以影响软骨的代谢。白细胞释放出大量溶酶体，可以协同对软骨基质进行破坏，使软骨出现崩溃、断裂与塌陷。修复后必然会出现关节粘连与功能障碍，出现不同程度的关节软骨损毁。本期部分病理改变为不可逆性。

（3）脓性渗出期：炎症已侵犯至软骨下骨质，滑膜和关节软骨均已遭到破坏，关节周围亦有蜂窝组织炎。渗出物已转为明显的脓性。修复后关节重度粘连甚至纤维性或骨性强直，本期病理改变为不可逆性，后遗有重度关节功能障碍。

二、化脓性关节炎的常规诊疗方案

要确定化脓性关节炎的常规诊疗方案，首先需明确化脓性关节炎的病因：常见的致病菌为金黄色葡萄球菌，可占 85 % 左右；其次为白色葡萄球菌、淋病奈瑟菌，肺炎球菌和肠道杆菌等。细菌进入关节内的途径有：①血源性传播，身体其他部位的化脓性病灶内细菌通过血液循播至关节内；②邻近关节附近的化脓性病灶直接蔓延至关节腔内，如股骨头或髂骨骨髓炎蔓延至髋关节；③开放性关节损伤发生感染；④医源性，关节手术后感染和关节内注射皮质类固醇后发生感染。一般为血源性化脓性关节炎。

明确了化脓性关节炎的病因，其最终治疗方案就能掌握。总的治疗原则是应早期足量全身性使用抗生素，并行病灶彻底清除术。

三、化脓性关节炎手术治疗的方法

1. 关节腔内注射抗生素

每天做一次关节穿刺，抽出关节液后，注入抗生素。如果抽出液逐渐变清，而局部症状和体征缓解，说明治疗有效，可以继续使用，直至关节积液消失，体温正常。如果抽出液性质转劣而变得更为混浊甚至成为脓液，说明治疗无效，应改为灌洗或切开引流。

2. 经关节镜治疗

在关节镜直视下反复冲洗关节腔，清除脓性渗液、脓苔与组织碎屑，彻底切除病变滑膜，完成后在关节腔内留置敏感的抗生素，必要时置管持续灌洗。该治疗方法比传统开放手术具有创伤小、术后关节粘连少、可多次手术的优势。

3. 关节腔持续性灌洗

适用于表浅的大关节，如膝部。在膝关节的两侧穿刺，经穿刺套管插入两根塑料管或硅胶管留置在关节腔内。退出套管，用缝线固定两根管子在穿刺孔皮缘防脱落。或在关节镜灌洗后在关节内置放两根管子，一根为灌注管，另一根为引流管，每日经灌注滴入抗生素溶液 2000 ~ 3000 mL。引流液转清，经培养无细菌生长后可停止灌洗，但引流管仍续吸引数天，如引流量逐渐减少至无引流液可吸出，而局部症状和体征均已消退，可以将管子拔除。

4. 关节切开引流

适用于较深的大关节穿刺插管难以成功的部位，如髋关节，应该及时做切开引流术。切开关节囊，放出关节内液体，用盐水冲洗后，在关节腔内留置 2 根管子后缝合切口，按上法做关节腔持续灌洗。

5. 被动活动

为防止关节内粘连，尽可能保留关节功能，可作持续性关节被动活动。在对病变关节进行了局部治疗后即可将肢体置于下（上）肢功能锻炼器上做 24 小时持续性被动运动，开始时有疼痛感，但很快便会适应。至急性炎症消退时，一般在 1 周后即可鼓励患者做主动锻炼。没有下（上）肢功能锻炼器时应将局部适当固定，用石膏托固定或用皮肤牵引以防止或纠正关节挛缩。如迟至第 3 周才开始锻炼，则关节功能恢复往往不甚满意。

6. 手术

后期病例如有陈旧性病理性脱位者可行矫形手术，髋关节强直可行全髋关节置换术，膝关节强直可行全膝关节表面置换术。目前关节融合术或截骨术已不常采用。为防止感染，术前、术中、术后均必须使用抗生素。

指导课3

【患者的治疗情况】

入院后给予抗感染、关节切开引流、持续性冲洗、中医活血散瘀、清热解毒等治疗后，患者症状好转出院。

【问题与思考】

（1）化脓性关节炎的中医辨证病因有哪些？

（2）化脓性关节炎的中医辨证治疗方法有哪些？

（3）化脓性关节炎的手法治疗方法是什么？

【学习目标】

（1）熟悉化脓性关节炎的中医辨病辨证思路。

（2）熟悉化脓性关节炎的中医证候特点、辨证施治与调护。

（3）掌握化脓性关节炎的手术方案选择。

【Tutor 参考重点】

一、化脓性关节炎的中医辨证

化脓性关节炎属中医"无头疽"范畴，如生于环跳穴（髋关节）的称为环跳疽。其病因病机主要为如下几方面：

1. 正虚邪乘

明代汪机《外科理例》指出："或腠理不密，寒邪客于经络，或闪仆，或产后，瘀血流注关节，或伤寒余邪未尽为患，皆因真气不足，邪得乘之。"腠理不密，夏秋之间为暑湿所伤，继而露卧贪凉，寒邪外束，客于经络，皆因真气不足，邪得乘之，经脉受阻，乃发本病。

2. 余毒流注

患疔疮疖痈或患麻疹、伤寒之后毒邪走散，流注于关节；或外感风寒，表邪未尽，余毒流注四肢关节所致。

3. 瘀血化热

因积劳过度，肢体经脉受损，或跌仆闪挫，瘀血停滞，郁而化热，热毒流注关节而发病。

二、化脓性关节炎的中医证候特点、辨证施治与调护

1. 证候特点

患者为中年女性，发热，无胸闷心慌，无恶心呕吐，精神疲倦，睡眠可，二便调，舌质红，苔黄腻，脉浮滑。

2. 辨证施治

早期未成脓者以消法为主，可配合使用外敷药金黄散、玉露膏。中药口服可根据病因病机进行辨证施治。

（1）正虚邪乘：治则以清热解毒为主，辅以渗利化湿，方用五味消毒饮加豆卷、佩兰、薏苡仁等。

（2）余毒流注：治则为清热解毒、凉血祛瘀，方用犀角地黄汤、黄连解毒汤。

（3）瘀血化热：治则为活血散瘀、清热解毒，方用活血散瘀汤加紫花地丁、金银花、蒲公英、栀子。

（4）若脓已成者，方用透脓散加减；溃后气血两虚者，方用八珍汤；伤口久溃不愈者，方用十全大补汤；收口期伤口脓尽者，可外用生肌散等。

（5）本病例患者的中医证型属瘀血化热证，治则为活血散瘀、清热解毒，治疗用活血散瘀汤加紫花地丁、金银花、蒲公英、栀子等清热活血药物，在治疗的过程中应适当顾护胃气。同时患者已成脓未破溃，可配外用透脓散，使其成脓。

3. 预防与调护

嘱患者增强体质，提高抗病能力。患本病后要密切注意患病关节成脓情况，以便及时采取措施。注意饮食营养调护，增强体质，以促进病愈。对体温高的患者要采取物理降温；对采用关节灌注疗法者，要密切观察引流管口是否堵塞，并及时排除堵塞。患肢制动。

三、患者手术治疗方案的选择

患者入院时经检查正处于化脓性关节炎急性期，手术选择应以尽早切开并做彻底引流为主。故治疗方案可选择膝关节切开引流＋关节腔置管持续性灌洗。具体手术方案如下：

送手术室，在腰硬联合麻醉或全身麻醉下，切开关节囊，放出关节内液体，用盐水等彻底冲洗后，插入两根塑料管或硅胶管留置在关节腔内。退出套管，用缝线固定两根管子在穿刺孔皮缘防脱落。或在关节镜灌洗后在关节内置放两根管子。一根为灌注管，另一根为引流管。每日经灌注滴入抗生素溶液 2000 ～ 3000 mL。引流液转清，经培养无细菌生长后可停止灌洗，但引流管仍续吸引数天，如引流量逐渐减少至无引流液可吸出，而局部症状和体征均已消退，可以将管子拔除。

骨质疏松症

导 言

【概述】

　　骨质疏松症是以全身性骨量减少，表现为单位体积骨量降低，矿盐和骨基质比例减少，骨的微观结构退化为特征的，致使骨的脆性增加以及易于发生骨折的全身性骨骼疾病。骨质疏松症是由多种原因引起的骨骼的系统性、代谢性骨病之一，其病因和发病机制比较复杂，可概括为激素调控、营养因素、物理因素、遗传因素的异常，以及与某些药物因素的影响有关。骨质疏松症的主要病理变化是骨基质和骨矿物质含量减少，由于骨量减少，钙化过程基本正常，使骨变脆而易发生骨折。

　　本案例从一个以反复腰背部疼痛为主诉的患者切入，通过模拟临床医生收治患者的全过程，引导学生学会询问病史，进行全面的体格检查和必要的辅助检查，并以此为基础指导学生联系解剖、病理、诊断、药理、中医骨伤科学等学科，从多个角度及层面对病情进行综合分析，最终帮助学生建立系统规范的临证诊治思路。

【病例摘要】

　　患者杨某，女，70 岁。5 年前无明显诱因下出现腰背部疼痛，呈持续性隐痛，无双下肢放射性疼痛、麻木，无间歇性跛行，3 年前曾在外院住院治疗，诊断为"腰 2 椎体压缩性骨折"，未行手术治疗，具体不详。腰背部疼痛反复未愈，一直自行口服止痛药治疗。近 1 个月来出现腰背部疼痛加重，现为进一步诊治来我院就诊。既往史：2 年前因"左桡骨远端骨折"在外院住院治疗，未行手术治疗。否认手术史及输血史；否认食物及药物过敏史；否认有家族性传染病史。曾是一名仓库保管员，喜静不喜动，日照少，平素喜肉食，基本不喝牛奶。年轻时身高 168 cm，近 5 年来驼背明显。无糖皮质激素使用史，无长期咖啡等饮用史。绝经年龄 50 岁，已绝经 20 年。其母曾有右髋部骨折史。

　　体格检查：胸腰椎生理曲度后凸畸形，腰椎棘突及棘旁广泛压痛、叩击痛，腰后伸试验阳性，双侧小腿外侧及足背皮肤感觉轻度下降，双下肢直腿抬高试验阴性，股神经牵拉试验阴性，膝腱反射及跟腱反射正常，病理反射阴性。舌质暗，苔薄白，脉弦。

　　辅助检查：①肝功能、风湿全套、肿瘤标志物未见异常。甲状旁腺彩超示甲状旁腺未见明显异常。电解质钙 2.07 mmol/L，磷 0.91 mmol/L。②胸椎及腰椎 DR、CT、MRI 检查结果提示腰 2 椎体压缩性骨折（陈旧性）。③骨密度测定 L1 ～ L4 椎体 T 值 –2.7 SD，BMD749 /cm^2，股骨颈 T 值 –2.2 SD，BMD602 /cm^2。

　　入院诊断：中医诊断为骨痿，肾虚精亏证；西医诊断为①骨质疏松症，②腰 2 椎体压缩性骨折，③左桡骨远端陈旧性骨折。

　　治疗经过：入院予卧床休息，碳酸钙 D3 片补钙、阿法骨化醇胶囊、鲑降钙素鼻喷雾剂、唑来膦酸注射液抗骨质疏松、塞来昔布片止痛等对症治疗，患者腰背部疼痛症状好转，下地行走无明显疼痛。

【教学目标】

　　掌握：（1）骨质疏松症的四诊技能。（2）骨质疏松症的临床表现、诊断与鉴别诊断。（3）骨质疏松症的中西医治疗方法。

熟悉：（1）骨质疏松症的发病机制。（2）骨质疏松症的调护方法。

了解：以患者为中心的人文关怀。

【教学内容】

基础医学：（1）骨质疏松症的病因及发病机制。（2）骨质疏松症的诊断依据。

临床医学：（1）骨质疏松症的问诊技巧。（2）骨质疏松症的病因病机、临床表现、诊断标准及鉴别诊断。（3）骨质疏松症中西医治疗方式的选择。

医学人文：（1）骨质疏松症的流行病学。（2）骨质疏松症的预防及预后。

【教学重点及难点】

重点：骨质疏松症的临床诊断与治疗。

难点：（1）骨质疏松症的诊断标准及鉴别诊断。（2）骨质疏松症的治疗。

解决方法：通过 PBL 教学课程，引导学生围绕病例提出问题、建立假设、收集资料、论证和修正假设、归纳总结等，提高学习能力，更好地理解、掌握学习内容。

【教学课时】

共 9 学时。

第一次指导课 3 学时，引出骨质疏松症病案，通过模拟临床问诊及模拟体格检查，提出诊断思路。

第二次指导课 3 学时，给出患者检查结果，明确诊断与治疗方法。

第三次指导课 3 学时，根据患者的临床表现，学习骨质疏松症的中医辨证及治疗方案的选择。

以上各次指导课中学生自由讨论 90 min，学生分析总结 20 min，教师点评总结 10 min。

【教学建议】

（1）人数：参加学生以 6 ~ 8 人为宜。

（2）担任角色：小组长与记录员相对固定。

（3）学习时间分配：重点内容讨论时间约占 80 %，其余内容讨论时间约占 15 %，教师总结与点评时间约占 5 %。

（4）学习方式：课前准备、沟通协调、查找资料、参与讨论、积极表达、组织材料、总结概括、提出解决困难的对策、自我评估、改进提高。

（5）Tutor：准备病例、引导学生、点评讨论、改进教案。

（6）学生学习小结与自我评估：讨论结束后一周内每人交一篇小组讨论记录和自我评估，由小组长收齐送交指导老师。主要内容包括：讨论内容概要，参加讨论的感想、贡献，自己在组织材料和讨论中的优缺点，参与讨论时遇到的困难（知识面、技术面、情绪面等），今后可能采取的对策；也可评价讨论小组的整体水平、其他队员的参与度，如参与讨论的积极性、聆听态度、沟通协调、课前准备、表达能力等，作为成绩的参考及将来改进教案的参考。

指导课1

【患者就诊情况】

患者杨某，女，70岁。5年前无明显诱因下出现腰背部疼痛，呈持续性隐痛，无双下肢放射性疼痛、麻木，无间歇性跛行，3年前曾在外院住院治疗，诊断为"腰2椎体压缩性骨折"，未行手术治疗，具体不详。腰背部疼痛反复未愈，一直自行口服止痛药治疗。近1个月来出现腰背部疼痛加重，现为进一步诊治来我院就诊。既往史：2年前因"左桡骨远端骨折"在外院住院治疗，未行手术治疗。否认手术史及输血史；否认食物及药物过敏史；否认有家族性传染病史。曾是一名仓库保管员，喜静不喜动，日照少，平素喜肉食，基本不喝牛奶。年轻时身高168 cm，近5年来驼背明显。无糖皮质激素使用史，无长期咖啡等饮用史。绝经年龄50岁，已绝经20年。其母曾有右髋部骨折史。

体格检查：心肺腹查体阴性。胸腰椎生理曲度后凸畸形，腰椎棘突及棘旁广泛压痛、叩击痛，腰后伸试验阳性，双侧小腿外侧及足背皮肤感觉轻度下降，双下肢直腿抬高试验阴性，股神经牵拉试验阴性，膝腱反射及跟腱反射正常，病理反射阴性。舌质暗，苔薄白，脉弦。

【问题与思考】

（1）腰部疼痛患者的问诊内容有哪些？
（2）腰椎的骨折与左桡骨远端的骨折是否有关系？
（3）该病的初步诊断应考虑什么？应与哪些疾病相鉴别？
（4）需要做哪些辅助检查以明确诊断？

【学习目标】

（1）掌握腰部疼痛患者四诊资料的收集。
（2）掌握骨质疏松症的诊断和分型。
（3）熟悉骨质疏松症的鉴别诊断。

【Tutor 参考重点】

一、腰痛患者的问诊内容

（1）起病缓急，有无诱因，疼痛的部位、程度、性质、持续情况，有无规律。
（2）白天或夜间是否痛甚，活动后是否加重或缓解，休息后是否减轻。
（3）有无伴随症状或全身症状，如有无发热、乏力、消瘦、皮疹和晨僵等。
（4）有无其他关节肿痛、变形和功能障碍。
（5）既往有无类似情况发生，做过的检查和治疗情况。
（6）家族中有无类似疾病患者，如强直性脊柱炎。

二、骨质疏松症的诊断流程

骨质疏松症诊断流程包括四部分（见图1）：第一，在高危人群中进行骨密度筛查，确定骨密度降低；第二，通过血钙、甲状旁腺激素、维生素 D 的检查排除继发骨质疏松；第三，根据年龄、性别等临床表现区分为 I 型或 II 型；第四，明确骨代谢转换率。

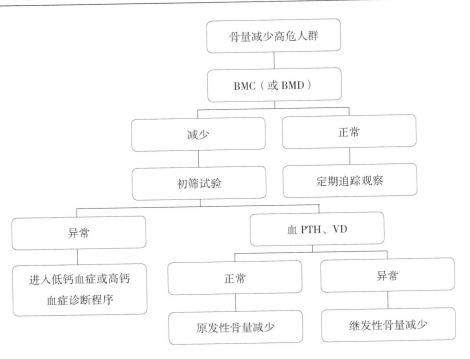

图1　骨质疏松症诊断流程图

三、骨质疏松的分型

1.继发性骨质疏松症

继发于内分泌性疾病，骨髓增生性疾病，药物性如癫痫用药使骨量减少，营养缺乏性疾病，慢性肝病，先天性疾病，失用性骨丢失等疾病。

2.原发性骨质疏松症（见表1）

（1）Ⅰ型：绝经后骨质疏松症，是雌激素缺乏引起的骨小梁骨量加速丢失，椎骨压缩和桡骨远端、股骨颈骨折较常见，骨转换率增高即高转换型骨质疏松症。

（2）Ⅱ型：老年性骨质疏松症，是由衰老引起的骨小梁和骨皮质逐渐丢失，椎骨楔形骨折和髋部骨折较常见。

表1　原发性骨质疏松症 I 型和 II 型的鉴别

项目	I 型（绝经后）	II 型（老年性）
年龄	50～65岁	70岁以上
女：男	＞6：1	＞2：1
骨丢失部位	小梁骨为主	小梁骨和皮质骨
骨丢失速率	加速性	匀速性
主要病因	雌激素缺乏	衰老
骨折部位	脊椎骨为主	脊椎骨和髋部
甲状旁腺功能	受抑制	被刺激
肠钙吸收	降低	降低
$1,25-(OH)_2D_3$生成	继发性减少	原发性减少
雌激素治疗反应	早期用雌激素治疗	疗效较差

四、骨质疏松症的相关鉴别诊断

1. 骨质软化症

其特点为骨质钙化不良，骨样组织增加，骨质软化，因而脊椎骨盆及下肢长骨可能产生各种压力畸形和不全骨折，骨骼的自发性疼痛、压痛出现较早并且广泛，以腰痛和下肢疼痛为甚。全身肌肉多无力，少数患者可发生手足抽搐。X 线片可见骨质广泛疏松，压力畸形如驼背、脊柱侧弯、髋内翻、膝内翻、膝外翻、长骨弯曲，有假骨折线，横骨小梁消失，纵骨小梁纤细，骨皮质变薄。实验室检查可见血钙、磷较低而碱性磷酸酶则升高。

2. 多发性骨髓瘤

该病症的临床表现主要为贫血、骨痛、肾功能不全、出血、关节痛。由于骨髓瘤细胞在骨髓腔内无限增生，分泌破骨细胞活动因子，促使骨质吸收，引起弥漫性骨质疏松或局限性骨质破坏，因此骨骼疼痛是早期主要症状，开始时骨痛轻微，随病情发展而逐渐加重。骨骼病变多见于脊柱、颅骨、锁骨、肋骨、骨盆、肱骨及股骨近端，常见的疼痛部位在腰背部，其次是胸廓和肢体。骨质破坏处可引起病理性骨折，多发生于肋骨、下胸椎和上腰椎，如多处肋骨及脊柱骨折可引起胸廓和脊柱畸形。X 线片可见脊柱、肋骨和骨盆等处弥漫性骨质疏松，溶骨病变常见于颅骨、骨盆、脊柱、股骨、肱骨头、肋骨。可出现单发，也可出现多发，呈圆形、边缘清楚如钻凿状的骨质缺损阴影。病理性骨折以肋骨和脊柱最为常见，脊柱可呈压缩性骨折。实验室检查提示：骨髓象呈增生性反应，骨髓中出现大量骨髓瘤细胞，此为最主要的诊断依据，一般应超过 10%，且其形态异常。高球蛋白血症，主要为"M"成分球蛋白血症或凝溶蛋白尿的表现。

3. 原发性甲状旁腺功能亢进症

该病症是由于甲状旁腺腺瘤、增生肥大或腺癌所引起的甲状旁腺激素分泌过多，发病年龄以 20～50 岁较多见，女性多于男性。临床表现为高血钙、低血磷症。如消化系统症状可见胃纳不佳、腹胀、恶心、呕吐、便秘等；肌肉可出现四肢肌肉松弛，张力减退；泌尿系统可出现尿中钙、磷排泄增多，尿结石发生率高，患者多尿、口渴、多饮；骨骼系统症状有骨痛，背部、脊椎、胸肋骨、髋部、四肢伴有压痛，逐渐出现下肢不能支持重量，行走困难，病久后出现骨骼畸形，身长缩短可有病理性骨折。X 线片可见骨膜下皮质吸收、脱钙，弥漫性骨质疏松，骨囊性变；全身性骨骼如骨盆、颅骨、脊柱或长、短骨等处的脱钙、骨折、畸形等改变；指骨内侧骨膜下皮质吸收，颅骨斑点状脱钙，牙槽骨板吸收和骨囊肿形成本病的好发病变。实验室检查提示：本病患者早期血钙大多增高，平均在 2.2～2.7 mmol/L 以上，对诊断很有意义。血磷多数低于 1.0 mmol/L；90% 患者的血清免疫活性甲状旁腺激素（ITH）明显高于正常值。

4. 成骨不全症

该病症有家族遗传史，高达 50%。由于周身骨胶原组织缺乏成骨细胞数量不足，软骨成骨过程正常，钙化正常，致使钙化软骨不能形成骨质，因此骨皮质菲薄，骨质脆弱。由于该病患者的巩膜变薄，透明度增加，使脉络膜色素外露而出现蓝巩膜，因听骨硬化，不能传达音波，而出现耳聋。

指导课2

【患者的辅助检查情况】

肝功能、风湿全套、肿瘤标志物未见异常。甲状旁腺彩超：甲状旁腺未见明显异常。电解质：钙 2.07 mmol/L，磷 0.91 mmol/L。胸椎、腰椎 DR、CT、MRI 检查结果提示，腰 2 椎体压缩性骨折（陈旧性）（见图 1 至图 3）。骨密度测定 L1 ~ L4 椎体 T 值 –2.7 SD，BMD749 /cm^2，股骨颈 T 值 –2.2 SD，BMD602 /cm^2。

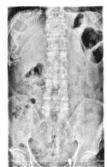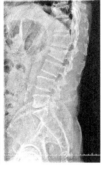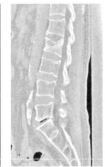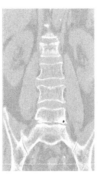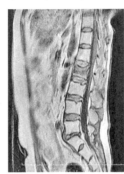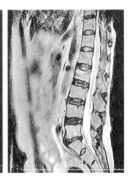

图1　DR腰椎正侧位片　　　　图2　CT腰椎正侧位片　　　　图3　MRI腰椎T1W1正侧位片

【问题与思考】

（1）骨质疏松症的临床特点是什么？
（2）骨质疏松症的诊断标准是什么？
（3）骨质疏松症的一般治疗方法是什么？

【学习目标】

（1）掌握骨质疏松症的发病特点及诊察要点。
（2）掌握骨质疏松症的诊断标准。
（3）熟悉骨质疏松症的常规诊疗方案。

【Tutor 参考重点】

一、骨质疏松症诊察要点

1. 疼痛

疼痛是骨质疏松症最常见、最主要的症状。其原因主要是骨转换过快，骨吸收增加。在骨吸收过程中，由于骨小梁的破坏、消失，骨膜下的皮质骨破坏引起全身骨痛（以腰背痛最多见）。另外，受外力压迫或非外伤性所致脊椎椎体压缩性骨折，椎骨楔形、鱼椎样变形也可引起腰背痛。骨质疏松症患者躯干活动时腰背肌经常处于紧张状态，导致肌肉疲劳、肌痉挛，从而产生肌肉及肌膜性腰背痛。

2. 脊柱变形

身高缩短、驼背也是骨质疏松症的重要临床体征之一。由于松质骨容易发生骨质疏松改变，脊椎椎体几乎全部由松质骨组成，而脊椎是身体的支柱，负重量大，因此容易产生以上体征。除驼背外，有的患者还出现脊柱后侧凸、鸡胸等胸廓畸形。

3. 骨折

骨折发生的部位比较固定，好发部位为胸腰段椎体、桡骨远端、股骨上段、踝关节等。骨质疏松症发生胸、腰椎椎体压缩性骨折后导致脊椎后凸、胸廓畸形，可引起呼吸功能障碍，肺活量和最大换气量减少，小叶型肺气肿发病率增加。胸廓严重畸形的病例，上叶前区域小叶型肺气肿的发病率可达到40%。

4.骨量减少

骨质疏松症以骨量减少为主要特征，因此，骨密度的测定成为诊断的主要手段，其他如病史调查、生化检验等也可为诊断及鉴别诊断提供依据。骨密度的测定由于所使用的仪器及方法不同，检测部位也有所区别，如单光子骨密度仪检测桡骨骨密度；超声骨密度仪一般检测胫骨和跟骨骨密度；双能X线骨密度可测量全身骨密度。目前常用于检测腰椎、股骨近端等部位。

二、骨质疏松症诊断标准

（1）世界卫生组织标准（1994年），测得骨密度（BMD）与同性别峰值骨密度—n倍标准差相等：若n≤1为正常骨密度；1<n≤2.5为骨量减低；n>2.5为骨质疏松症；n>2.5且伴有骨折，为严重骨质疏松症。

（2）中华医学会骨质疏松和骨矿盐疾病分会拟定的《原发性骨质疏松症诊治指南（2011年）》诊断标准：①在没有外伤或轻微外伤情况下发生脆性骨折，即可诊断为骨质疏松症；②基于骨密度（BMD）测量的诊断标准，目前通行可靠的方法是双能X线吸收法（DXA），检测结果与同性别、同种族峰值骨量比较，其标准偏差（T值）≥−1.0 SD为正常；−2.5<T值<−1.0为骨量减少；T值≤−2.5 SD为骨质疏松；T值≤−2.5 SD，同时伴有骨折者为严重骨质疏松。

（3）X线平片：主要表现为骨密度减低，骨小梁减少变细、分支消失，脊椎骨小梁以水平方向的吸收较快，进而纵行骨小梁也被吸收，残留的骨小梁稀疏排列呈栅状。

（4）实验室检查：骨质疏松症伴有骨折的患者，血清钙低于无骨折者，而血清磷高于无骨折者。如伴有软骨病、血磷及血钙偏低、碱性磷酸酶增高。尿磷、尿钙检查一般无异常发现。

三、骨质疏松症患者的一般治疗

（1）适量运动，适量补充饮食中的蛋白质。

（2）补充钙剂、维生素D：无论何种类型的骨质疏松症均应补钙，钙剂、维生素D只起辅助治疗的作用。同时应注意观察高钙血症、乳碱综合征等副作用的产生。

（3）止痛：可选用非甾体消炎药，降钙素止痛效果较理想。

（4）特殊治疗。

①雌激素替代治疗（HRT）：用于与雌激素缺乏有关的高转换型骨量减少的预防与治疗，但其副作用也相对较多，如内膜癌、乳腺癌、阴道流血等，子宫内膜异位、活动性肝病、系统性红斑狼疮、血栓栓塞者不宜使用。

②雄激素：睾酮替代疗法，加强肌力、降低瘦素，增强记忆，提高血球压积、提高骨密度、减少骨折。适应证：男性骨质疏松。副作用：肝损害。

③降钙素：在中枢神经系统中产生阿片样作用止痛，经破骨细胞受体快速抑制其活性骨丢失。适应证：高转换型骨质疏松伴疼痛、高钙危象。不良反应：过敏，长期使用可出现受体功能下调而失效。

④二磷酸盐：二磷酸盐与骨结合之后，可抑制骨吸收。适应证：明显骨吸收增强的疾病，高转换型骨质疏松症，对于不适合用HRT或不愿用HRT的患者，二磷酸盐是很好的药物选择。不良反应：消化道反应；血栓倾向、肾功能不全、骨折急性期禁用。

（5）手术治疗。

①微创手术治疗适应证：非手术治疗无效、疼痛明显者；不宜长时间卧床者；不稳定压缩骨折；骨折块不愈合或内部囊性变、椎体坏死者；能耐受手术者。禁忌证：无法耐受麻醉、手术的患者；无痛的骨质疏松性脊柱骨折。相对禁忌证：有出血倾向者；身体其他部位有活动性感染者；椎体严重压缩骨折者。治疗方法：可选经皮椎体后凸成形术（PKP）或经皮椎体成形术（PVP），建议术中同时行活检术。

②开放手术治疗：有神经压迫症状、体征或需截骨矫形的患者，以及不适合微创手术的不稳定骨折患者，可考虑开放手术治疗。必要时可在内固定周围采用局部注射骨水泥增强技术，以增强内固定的稳定性。

指导课3

【患者治疗情况】

患者入院后予卧床休息，碳酸钙 D3 片补钙、阿法骨化醇胶囊、鲑降钙素鼻喷雾剂、唑来膦酸注射液抗骨质疏松、塞来昔布片止痛等对症治疗，患者腰背部疼痛症状好转，下地行走无明显疼痛。

【问题与思考】

（1）根据患者的临床表现和检查结果，做出相应中医诊断，并分析患者的病因病机。

（2）请根据《中医骨伤科学》的相关知识，结合患者的具体情况，分析中医证候，初步拟定辨证处方。

（3）中西医治疗方案的选择。

【学习目标】

（1）熟悉骨质疏松症的中医辨病辨证思路。

（2）熟悉骨质疏松症中医证候特点、辨证施治与调护。

（3）掌握骨质疏松症的中西医治疗方案。

【Tutor 参考重点】

一、骨质疏松症的中医辨病辨证

根据骨质疏松症的临床表现，属中医"痿证"范畴，病变在骨，其本在肾。因此，骨质疏松的病因病机可归纳为以下几个方面。

1. 肾虚精亏

肾阳虚衰，不能充骨生髓，致使骨松不健；肾阴亏损，精失所藏。

2. 正虚邪侵

正虚而卫外不固，外邪乘虚而入，气血痹阻，骨失所养，髓虚骨。

3. 先天不足

肾为先天之本，由于先天禀赋不足，致使肾脏素虚，骨失所养，不能充骨生髓。

二、中医的证候特点、辨证施治与调护

1. 肾虚精亏

肾阳虚者腰背疼痛，腿膝酸软，受轻微外力或未觉明显外力即可出现胸、腰椎压缩骨折。驼背弯腰、身高变矮、畏寒喜暖，小便频多且夜尿多。肾阴虚者除有腰背疼痛，腿膝酸软，易发生骨折等症外，常有手足心热，咽干舌燥。中医治则以补益肝肾，方用左归丸加淫羊藿、鹿衔草；或用中成药骨疏康、仙灵骨葆、骨松宝等。

2. 正虚邪侵

骨痛，腰背疼痛，腿膝酸软，易发生骨折。由其他疾病继发或药物因素诱发本病的，兼有原发疾病症状和诱发本病药物的并发症。中医治则以扶正固本，方用鹿角胶丸，方中虎骨改用代用品。治疗须考虑继发疾病的病因，审因而治。

3. 先天不足

青少年期以背部下端、髋部和足部的隐痛开始，逐渐出现行走困难，见膝关节、踝关节痛和下肢骨折。胸腰段脊柱后凸、后侧凸，鸡胸。头到耻骨与耻骨到足跟的比值小于1.0，身高变矮，长骨畸形，跛行，最终胸廓变形可影响心脏和呼吸。成人期以腰背疼痛为主，脊柱椎体压缩性骨折，椎骨楔形、鱼椎样变形，轻者累及1～2个椎体，重者累及整个脊椎椎体。日久则脊椎缩短。除脊柱椎体外，肋骨、耻骨、坐骨骨折也可发生。中医治疗原则为填精养血、助阳益气。方用龟鹿二仙胶汤。治疗亦需考虑患者年龄、性别、原发病病因再辨证施治。

4. 预防与调护

骨质疏松症的预防，要注意饮食营养，加强体育锻炼，增强体质，以减少发生骨质疏松症的机会。重视绝经后和随年龄增大而发生的骨量丢失。对已患骨质疏松症的老年人还应加强陪护，预防发生骨折。对绝经后妇女和老年人注意饮食调养以保证足量的钙、蛋白质和维生素的摄入。适当的体育锻炼对于骨量的积累及减少发病极其有益，并有利于提高机体素质。

三、患者的中西医治疗方案选择

该病例患者的中医证型从契合度来说，契合度最高的是肾虚精亏证，因此治疗原则为补肾填精。方用左归丸加淫羊藿、鹿衔草；或用中成药骨疏康、仙灵骨葆、骨松宝等。

根据病史、症状、体征，患者考虑为原发性骨质疏松症Ⅰ型（绝经后），因此西医治疗可选择：

（1）嘱患者适量运动，适量补充饮食中的蛋白质。

（2）药物治疗。第一，基础治疗药物：维生素D、钙制剂。建议每日额外补充元素钙500～600 mg，每日补充普通维生素D 800～1000 IU。第二，活性维生素D：老年人肾功能不全者，应补充活性维生素D，注意监测血钙与尿钙。第三，抗骨吸收药：双膦酸盐、降钙素、选择性雌激素受体调节剂、雌孕激素替代治疗等。第四，双向作用机制药物：活性维生素D、维生素K_2等。

（3）抗骨质疏松治疗：鲑降钙素能减少急性骨丢失、缓解骨质疏松性骨痛，必要时可采用间歇性重复给药。

（4）手术治疗：必要时可选PKP或PVP。

参考文献

[1] 胥少汀，葛宝丰，徐印坎，等.实用骨科学 [M]. 4 版. 北京：人民军医出版社，2012.

[2] 裴福兴，邱贵兴.骨科临床检查法 [M].北京：人民卫生出版社，2008.

[3] 郭世绂.骨科临床解剖学 [M].济南：山东科学技术出版社，2001.

[4] 王亦璁，姜保国.骨与关节损伤：第 5 版 [M].北京：人民卫生出版社，2012.

[5] Canale S T, Beaty J H.坎贝尔骨科手术学：第 12 版 第 7 卷 [M].王岩，毕郑刚，译.北京：人民军医出版社，2013.

[6] Juergen F, Joachim B, Juergen W, et al.骨放射学正常与早期病理表现的界定：第 5 版 [M].徐文坚，刘吉华，肖德贵，译.济南：山东科学技术出版社，2005.

[7] 吴谦.医宗金鉴 [M].北京：人民卫生出版社，2006.

[8] 黄桂成，王拥军.中医骨伤科学：新世纪第四版 [M].北京：中国中医药出版社，2016.

[9] Bridwell K H, Dewald R L.脊柱外科学：第 2 版 [M].胡有谷，党耕町，唐天驷，译.北京：人民卫生出版社，2000.

[10] 张世民，李海丰，黄轶刚.骨折分类与功能评定 [M].北京：人民军医出版社，2008.

[11] Browner B D, Levine A M. 创伤骨科学 [M]. 王学谦，娄思权，侯筱魁，等译.天津：天津科技翻译出版公司，2007.

[12] 詹红生，刘献祥.中西医骨伤科学 [M]. 3 版. 北京：中国中医药出版社，2016.

[13] 陈孝平，旺建平.外科学 [M]. 8 版. 北京：人民卫生出版社，2013.

[14] 张智海，刘忠厚，李娜，等.中国人骨质疏松症诊断标准专家共识：第三稿·2014 版 [J].中国骨质疏松杂志，2014，20（9）：1007 -1010.

[15] 葛继荣，郑洪新，万小明，等.中医药防治原发性骨质疏松症专家共识（2015）[J].中国骨质疏松杂志，2015，21（9）：1023 -1028.